AF636422

Diessner

Die beste Ernährung für schmerzfreie Gelenke

Liebe Leserin, lieber Leser,

wenn es um die eigene Gesundheit geht, darf man nichts dem Zufall überlassen. »Für eine bessere Medizin und mehr Gesundheit im Leben«: So lautet das Qualitätsversprechen der Marke Thieme. Ärztlich Tätige, Pflegekräfte, Physiotherapeuten oder Hebammen – sie alle verlassen sich darauf, dass sie von Thieme, dem führenden Anbieter von medizinischen Fachinformationen und Services, die entscheidenden Informationen zur richtigen Zeit am richtigen Ort bekommen. So können sie die Menschen, die sich ihnen anvertrauen, bestmöglich unterstützen. Auch Sie können sich auf die TRIAS Ratgeber mit dem Thieme Qualitätssiegel verlassen! Diese Informationsangebote helfen Ihnen dabei, die richtigen Entscheidungen zu treffen, wenn es um Ihre Gesundheit geht, selbst daran mitzuwirken, gesund zu werden, sich gesund zu erhalten oder das Fortschreiten einer Erkrankung zu vermeiden. Mit einem TRIAS Titel aus dem Hause Thieme überlassen Sie Ihre Gesundheit nicht dem Zufall!

Ihr TRIAS Team

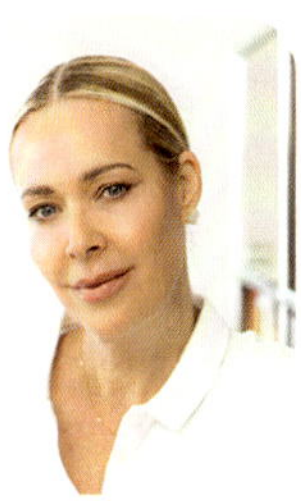

Dr. med. Meike Diessner leitet die »Praxis für Integrative Orthopädie« in Bochum. Als Fachärztin für Physikalische und Rehabilitative Medizin, Sport- und Ernährungsmedizinerin ist sie spezialisiert auf die konservative Orthopädie mit dem Ziel, Gelenkoperationen zu vermeiden.
Zu ihrem integrativen Behandlungskonzept zählen auch die Mikronährstoffdiagnostik und angewandte Ernährungsmedizin. Ihr Fachwissen und die jahrelange Praxiserfahrung teilt Dr. Meike Diessner erfolgreich als Autorin.

Dr. med. Meike Diessner

Die beste Ernährung für schmerzfreie Gelenke

Über 70 Rezepte, Mikronährstoffe, Fasten:
Hilfe bei Arthrose, Rheuma & Gicht

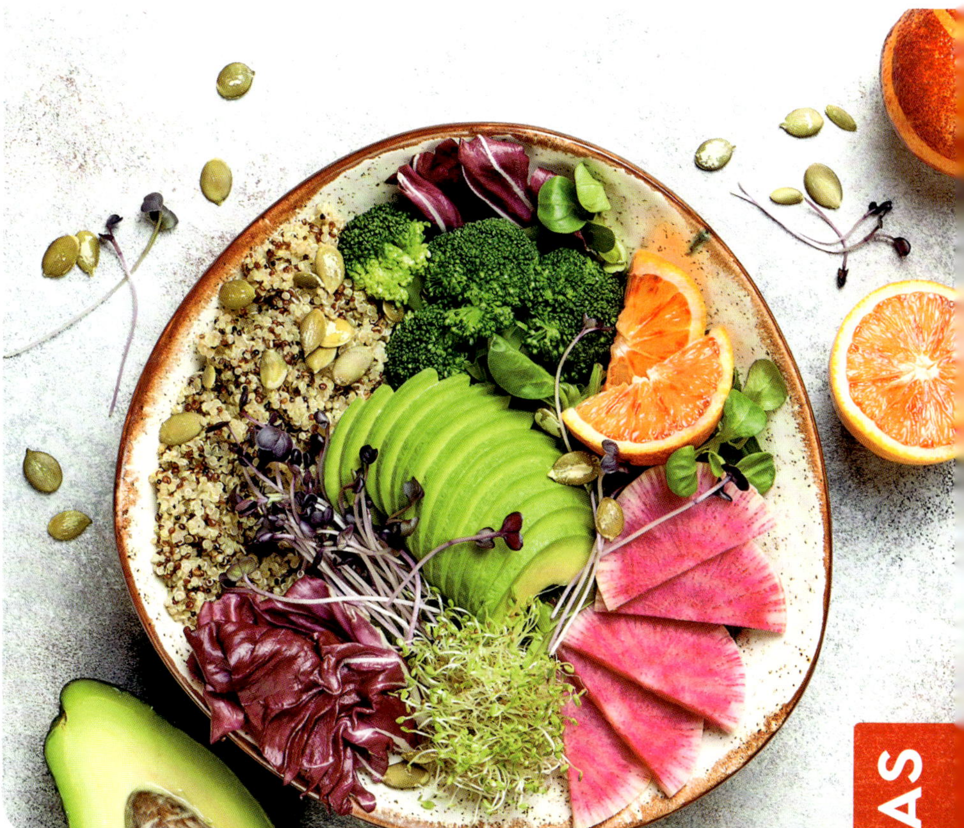

TRIAS

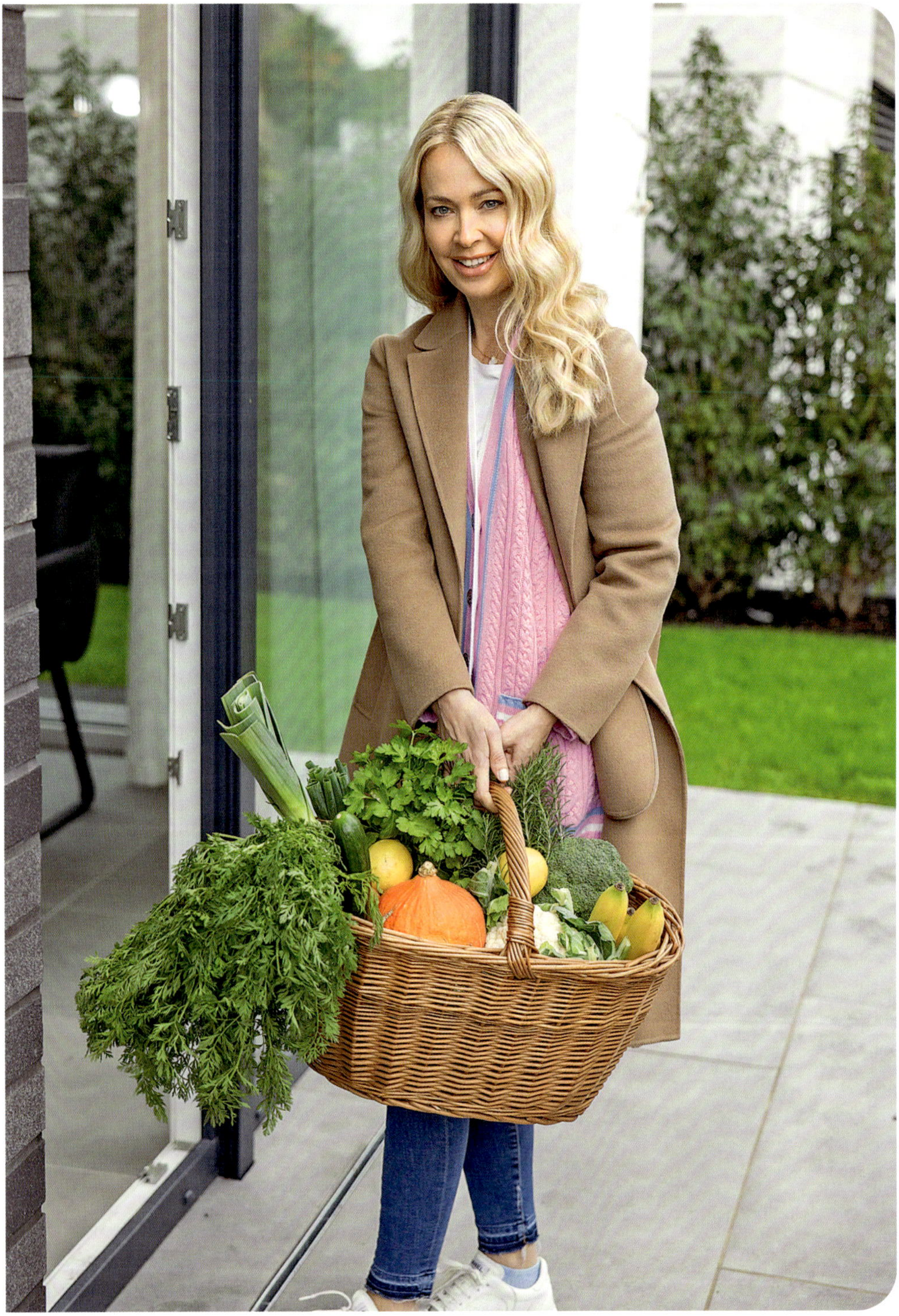

Exkurs

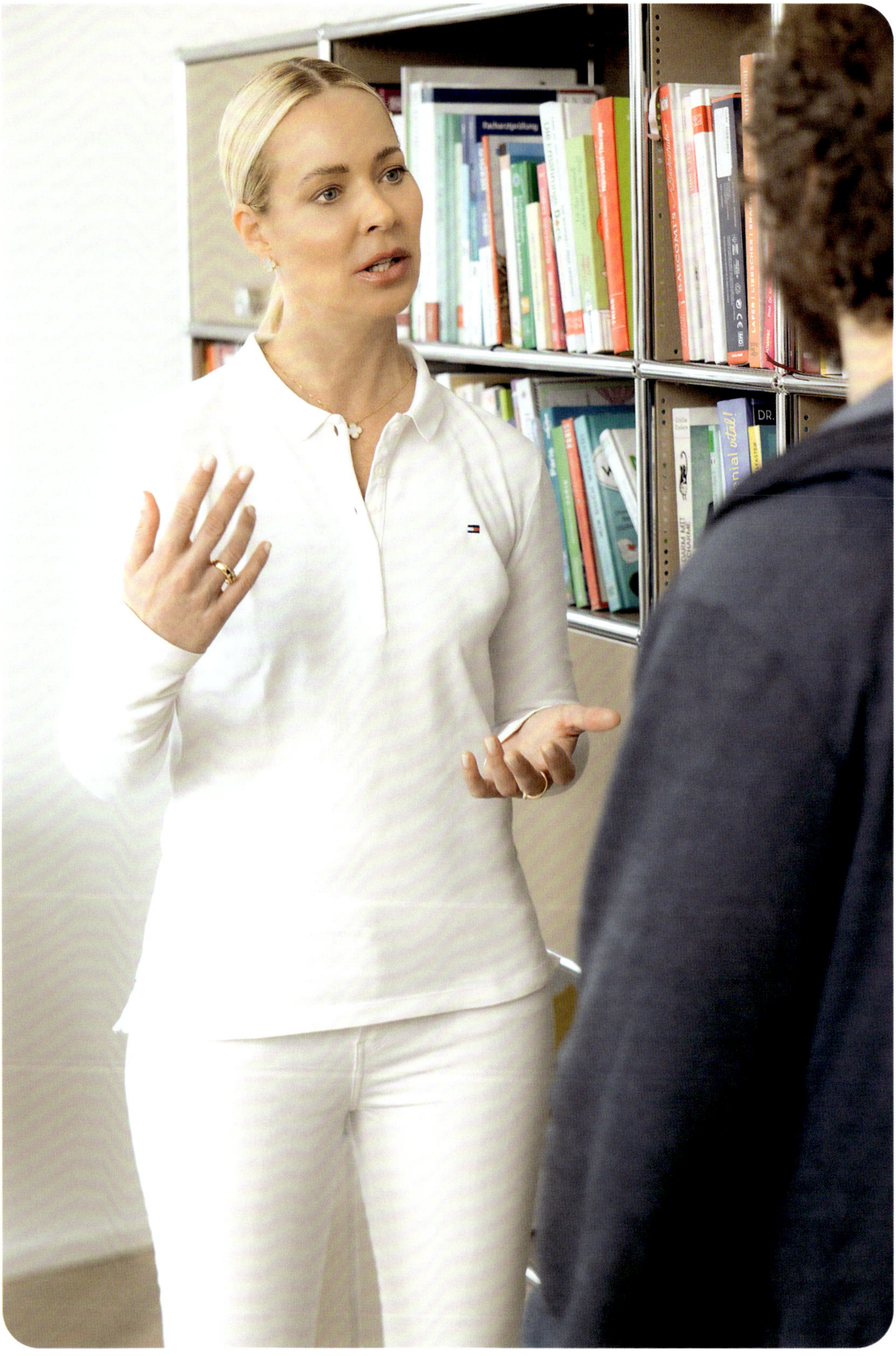
DR.

Good News!

Gelenkschmerzen sind nicht schicksalshaft, denn: Wir können ihnen einiges entgegensetzen!

In meiner Praxis berichten mir Betroffene immer wieder, dass sie von ihren Docs auf die Frage »Kann ich etwas gegen meine Gelenkschmerzen tun?« mit der flapsigen Aussage »Damit müssen Sie leben« abgespeist werden. Oder man schiebt ihnen sofort den OP-Aufklärungsbogen unter die Nase, weil ihr Orthopäde direkt das Messer wetzt und sagt: »Da hilft nur noch eine Operation.«

Wenn du auch solche Floskeln kennst, dann Glückwunsch zum Kauf meines Buches. Ein Schritt in die richtige Richtung, denn vor der »Endstation OP« gibt es noch einige Abzweigungen. Bist du dir sicher, dass es einen OP-freien Weg aus der Schmerzspirale gibt, dann wird dich dieses Buch darin bestärken. Mit dieser Überzeugung liegst du goldrichtig. So viel verspreche ich dir direkt zu Beginn: Mit Gelenkschmerzen musst du nicht leben und eine Operation ist IMMER die letzte Option. Warum ich mir da so sicher bin? Ich leite seit vielen Jahren die Praxis für Integrative Orthopädie im charmanten Ruhrpott. Arthrosen und rheumatische Gelenkerkrankungen sind somit mein »täglich Brot«. »Integrative Orthopädie« bedeutet, dass mein Therapiekonzept die klassische Schulmedizin mit naturheilkundlichen und ernährungsmedizinischen Behandlungen verbindet. Denn Gelenkbeschwerden müssen mit einem weiten Blick über den Tellerrand hinaus behandelt werden, um eine dauerhafte Verbesserung zu erzielen.

Ich zeige dir, wie du den Verlauf deiner Erkrankung aufhalten, den Schmerzmittelbedarf reduzieren und deine Lebensqualität wiederherstellen kannst. Well-Aging für deine Gelenke: Dafür können wir gemeinsam eine Menge tun!

Herzlichst,
deine

Dr. Meike Diessner

Gelenkfreundliche Lebensmittel

Saisonales Obst und Gemüse: nach Lust und Laune

Kräuter und Gewürze: Kurkuma, Chili, Petersilie, Rosmarin, Basilikum, Zimt

Kieselsäurereiche Lebensmittel: Haferflocken, Hirse, Kartoffeln, Ackerschachtelhalm

Antioxidantienreiche dunkle Beeren: Brombeeren, schwarze Johannisbeeren, Kirschen

Nüsse und Samen: Cashewkerne, Leinsamen, Sesam

Hülsenfrüchte für pflanzliche Proteine: Linsen, Bohnen, Erbsen, Kichererbsen

Selbst gebackene Saatenbrote

Pflanzenöle: Lein-, Raps-, Olivenöl

Fermentierte Lebensmittel: Sauerkraut, Kimchi, Kombucha, Joghurt, Salzgurken

Pflanzendrinks (ohne chemische Zusätze)

Wasser, ungesüßter Kräutertee, Grüntee

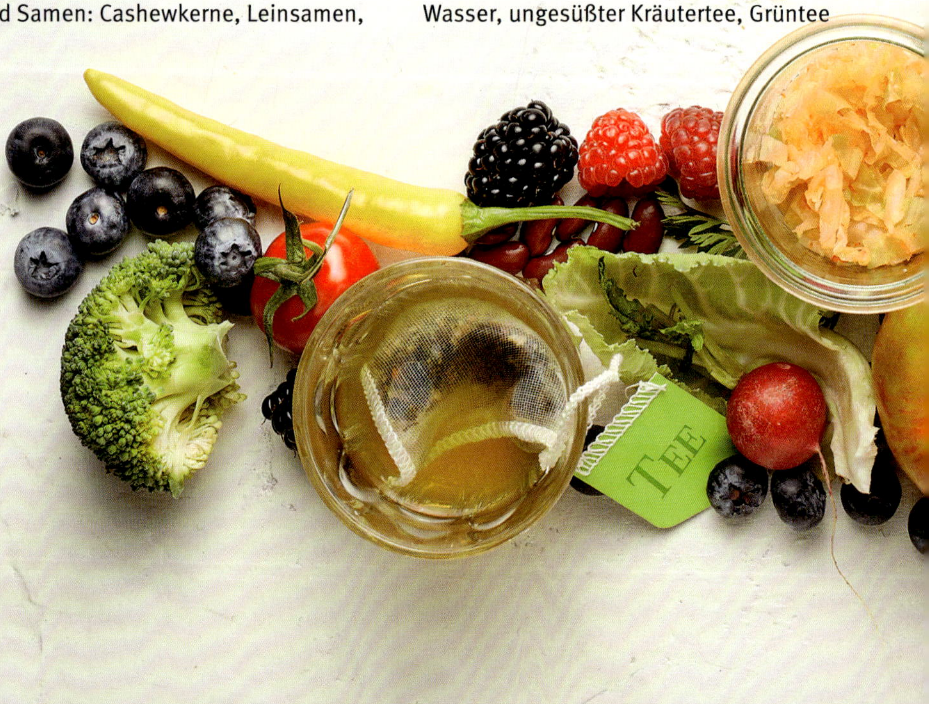

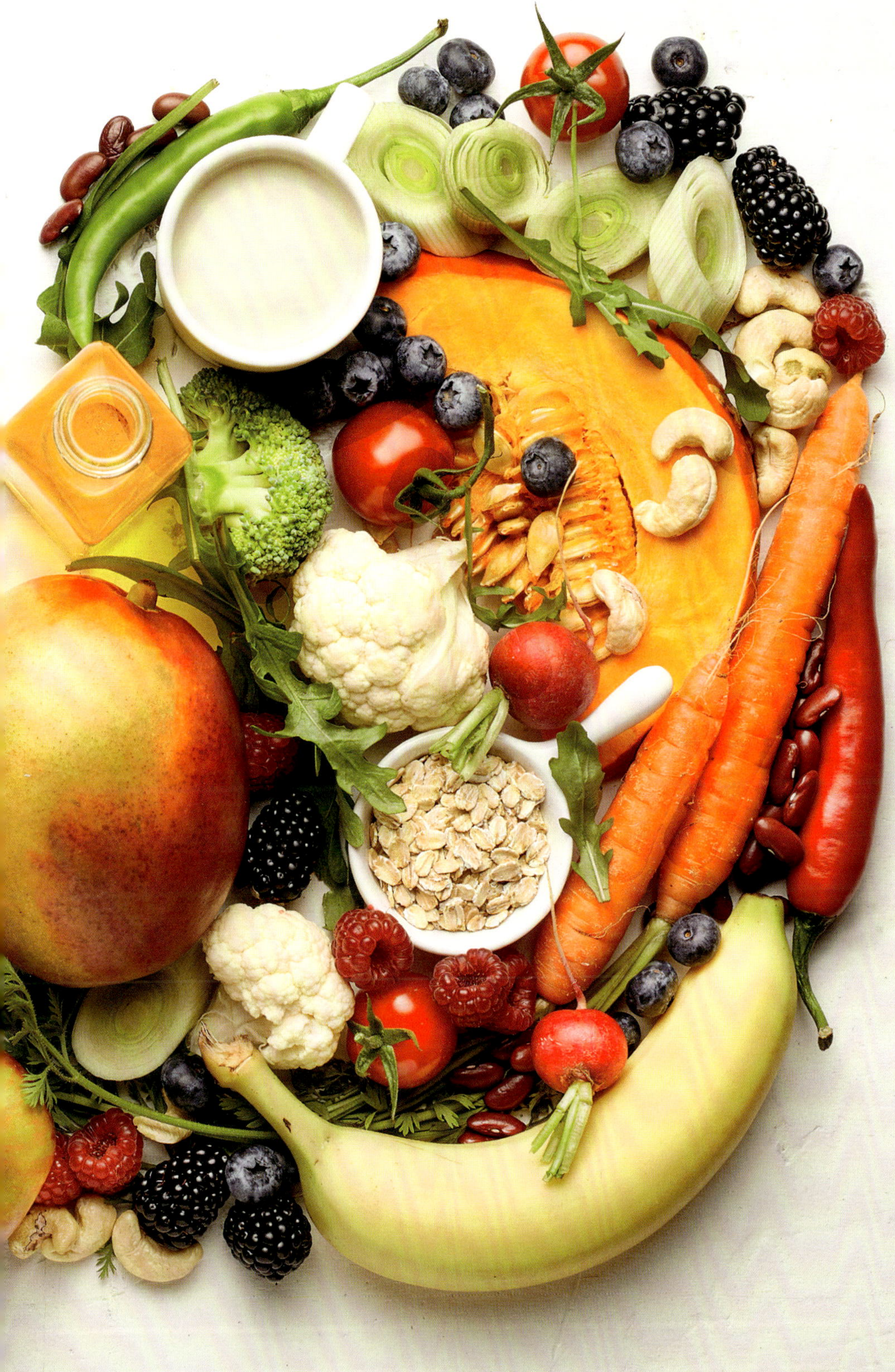

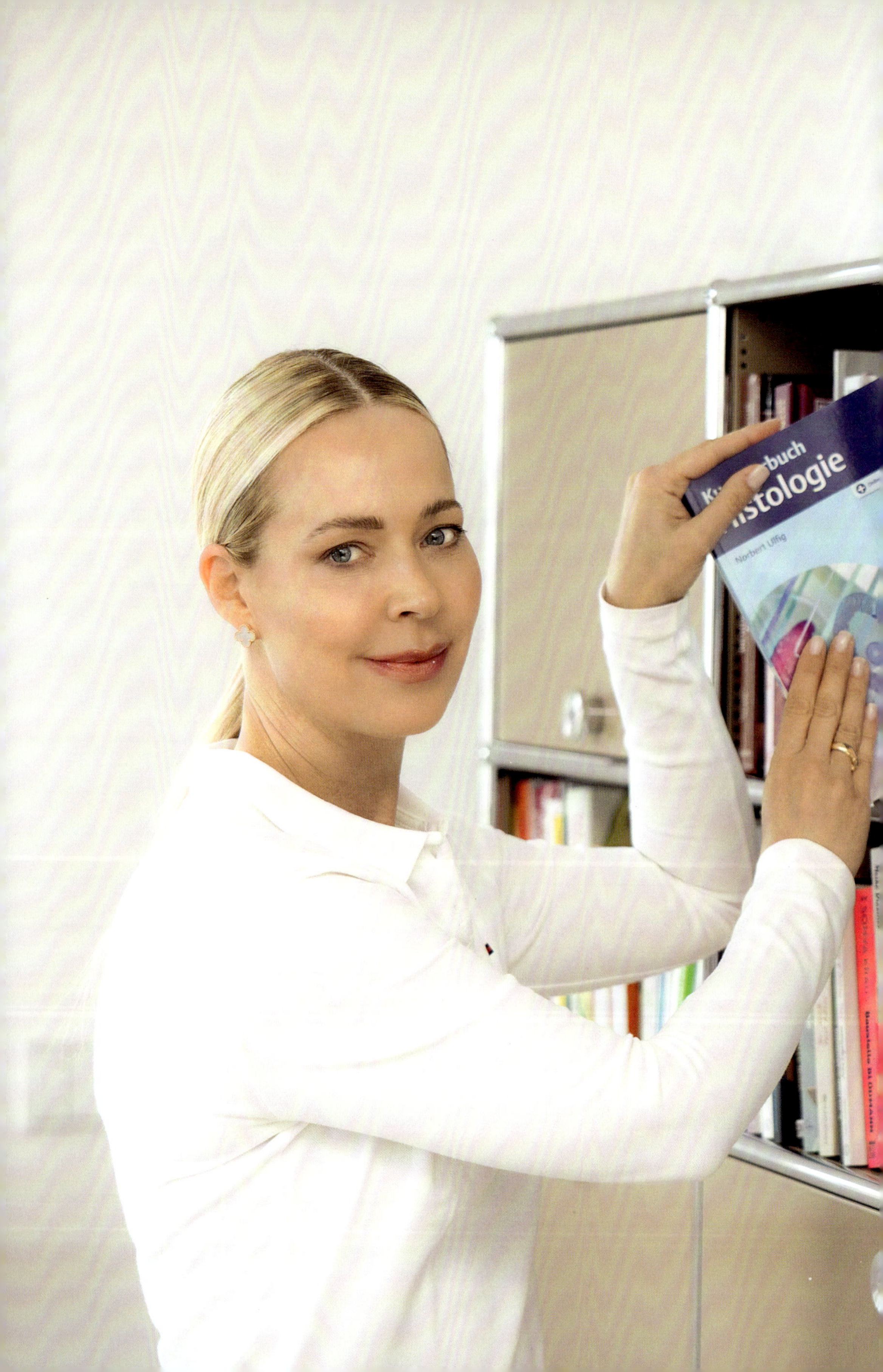
Norbert Ulfig

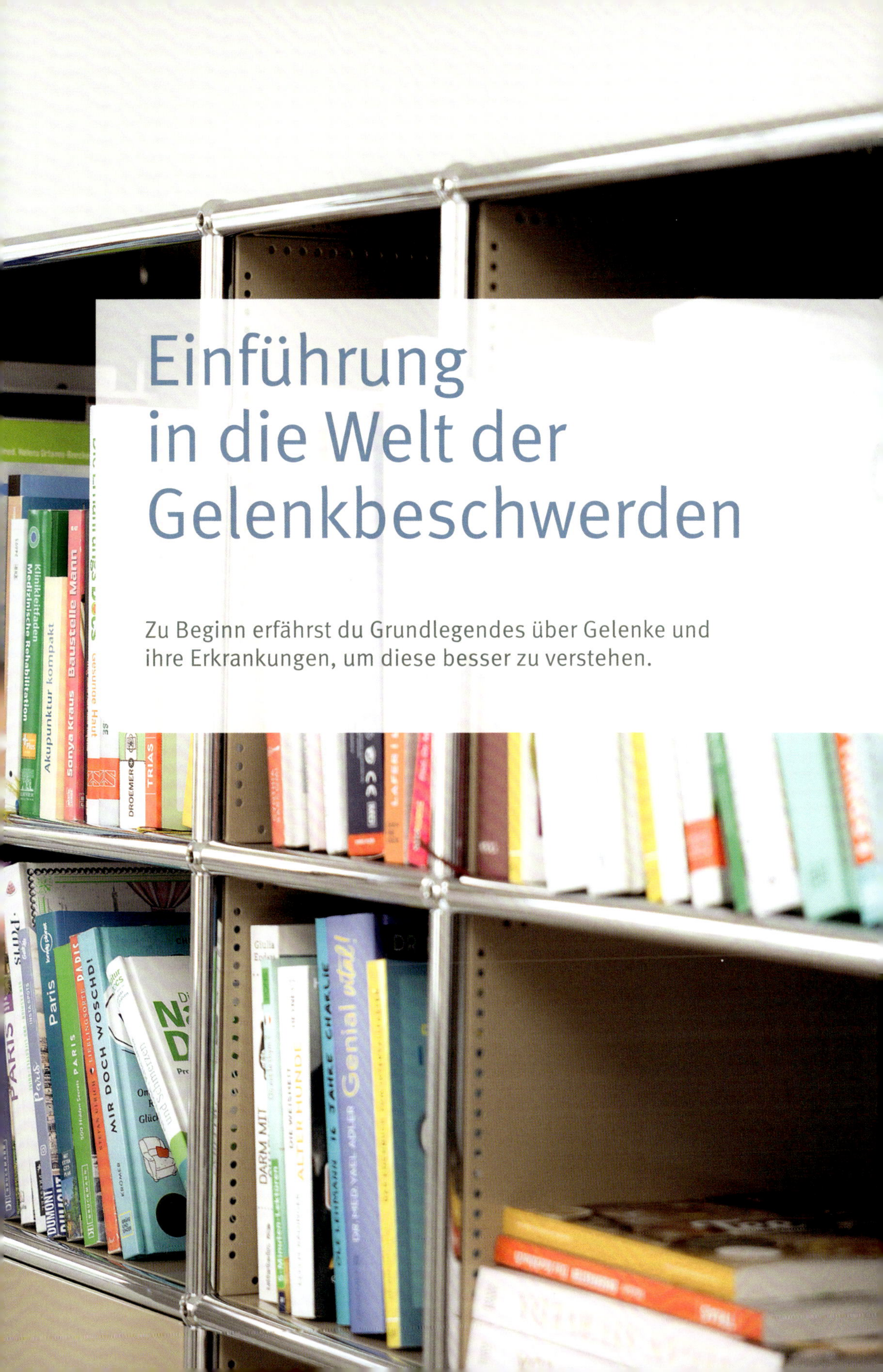

Einführung in die Welt der Gelenkbeschwerden

Zu Beginn erfährst du Grundlegendes über Gelenke und ihre Erkrankungen, um diese besser zu verstehen.

Basiswissen Gelenke

Mit gesunder Ernährung zu einem geölten, leistungsfähigen Getriebe, starken Muskeln und einem bewegt(er)en Leben. Ist das zu schön, um wahr zu sein? Nicht, wenn man weiß, worauf es ankommt.

Mit gesunder Ernährung die Gelenke stärken

Gelenkerkrankungen und daraus entstehende Schmerzen gehören weltweit zu den häufigsten Beschwerden, die Menschen in ihren Alltagsaktivitäten einschränken. Vor allem die degenerative Erkrankung Arthrose (knallhart ausgedrückt: der Verschleiß des Gelenkes) ist eine der Hauptursachen für chronische Schmerzen unseres Bewegungsapparates. Natürlich gehören Aussagen wie »Arthrose ist heilbar« in die Klatschpresse und nicht in einen fundierten Medizinratgeber. Denn was nun mal weg ist, ist eben weg. Sorry, Jungs – aber da geht's der Knorpelglatze nicht anders als dem männlichen Kahlkopf.

Doch nun die gute Nachricht: Durch unzählige Studien ist bekannt, dass gerade die Ernährungsmedizin langfristig großen Einfluss auf den Verlauf von Gelenkerkrankungen und chronischen Schmerzen hat. Wen wundert's?! Meine tägliche Praxiserfahrung bestätigt mir das auch immer wieder. Mit unserer Ernährung beschäftigen wir uns schließlich mehrmals am Tag, 365-mal im Jahr – ein Leben lang. Das heißt auch, unserem Körper steht immer das Baumaterial zur Verfügung, das wir ihm geben.

Ernähren wir uns also von Junkfood, vollgepumpt mit chemisch-toxischen Zusatzstoffen, Tonnen an Haushaltszucker sowie Fleischbergen aus Massentierhaltung, sprengen wir nicht nur irgendwann unseren glitzernden Swarovski-Gürtel am Hosenbund, sondern auch die Gesundheit unserer Muskeln und Gelenke. Denn durch unsere westlich geprägte Ernährung bekommt der Körper nichts als Mist, mit dem er verzweifelt versucht, eine bröckelnde Bruchbude zu stabilisieren.

Achtest du jedoch bei der Auswahl deiner Nahrung auf eine hohe Nährstoffdichte und setzt dich mit der Qualität deiner Lebensmittel auseinander, verfügt dein Körper über hochwertiges Baumaterial für einen gesunden Tempel. Wir können also durch die Auswahl bestimmter Lebensmittel Regenerationsprozesse ankurbeln, Entzündungen löschen, den Restknorpel stärken und weitere Abbauprozesse verhindern.

Wie funktioniert das konkret?

Und schon wieder gute Nachrichten: Nicht mit einem asketischen Diätplan, bei dem du wie ein Meerschweinchen an drei Salatblättern knabberst. Essen ist Lebensfreude und so soll es auch bleiben. Entscheidend ist: Wer seine Gelenke stärken und Schmerzen beseitigen will, setzt auf eine abwechslungsreiche, pflanzenbasierte, antientzündliche Ernährung. All diese Eigenschaften findest du in frischen, regionalen und saisonalen Lebensmitteln. Die angestrebte Ernährungsform wird auch als »clean« oder »Clean Eating« bezeichnet, da sie somit aus überwiegend industriell wenig verarbeiteten Nahrungsmitteln besteht. Gleichzeitig sagen wir Junkfood, Fleischexzessen, Zuckerbomben, industriellen Chemiekeulen und mit Pestiziden verseuchten Superfoods »auf Nimmerwiedersehen«, denn: Die sind absolute Killer für gesunde Gelenke. Das zeigt sich beispielsweise bei der Arthritis. Als systemische Entzündung lässt sie unsere Gelenke in Flammen aufgehen und mit freundlicher Unterstützung von Tabak, Alkohol und belastenden Umwelteinflüssen lodert das Feuer besonders hoch.

Weg mit dem Speck

Und, Friends, wo wir gerade schon über unsere kleineren und größeren Sünden gesprochen haben: Auch der Speck muss weg, denn zu viel Hüftgold zwingt nicht nur euren Knorpel in die Knie. Die Röllchen überm Hosenbund – medizinisch »viszerales Bauchfett« genannt – produzieren gemeine entzündungsfördernde Botenstoffe, die ebenfalls als Brandbeschleuniger zu schmerzhaften Schäden an den Gelenken führen. Statt sich selbst zu regenerieren, muss der Körper einen Rettungseinsatz nach dem anderen stemmen, weil die Alarmglocken unentwegt neue Feuer melden.

Nahrungsergänzungsmittel

Sind deine Schmerzen chronisch, bestehen zusätzliche Erkrankungen oder befindet sich dein Immunsystem im Winterschlaf? Stehst du ständig unter Strom, weil dein Alltag extrem anstrengend ist? All diese Faktoren und sogar die Einnahme bestimmter Medikamente können deinen Gelenkschmerz und Knochenstoffwechsel ungünstig beeinflussen. Sie rauben unseren Gelenken zwar nicht den letzten Nerv, aber ihr Futter. In solchen Situationen darf's ein bisschen mehr an Mikronährstoffen sein. Wir werfen die Flinte nicht ins Korn, denn für funktionierende Scharniere muss man an vielen Schrauben drehen. Deshalb benötigen unsere Gelenke manchmal zusätzliche Starthilfe in Form von Nahrungsergänzungsmitteln.

Doc Diessners Q & A für gesunde Gelenke

Hier die häufigsten Fragen zum Thema Gelenkbeschwerden und meine Antworten für dich.

Warum schmerzen unsere Gelenke?

Da kommen meist viele Faktoren zusammen: Überbelastung, Übergewicht, Achsfehlstellungen, Verletzungen, unausgewogene Ernährung, chronische Entzündungen, Vorerkrankungen, Medikamente, genetische Einflüsse ... Unsere Gelenke müssen da schon einiges aushalten.

Warum landen so viele Menschen auf dem OP-Tisch?

Weil häufig nicht die gesamten konservativen Therapien ausgeschöpft werden. Gerade die Ernährung, das Immunsystem und die Statik werden selten berücksichtigt. Um einen Gelenkersatz zu vermeiden, ist ein ganzheitliches, multimodales Therapiekonzept erforderlich. Und ja, auch deine Motivation.

Kann man sich denn auch bei einer fortgeschrittenen Arthrose noch selbst helfen?

Logo, du kannst selbst jede Menge tun, um deine Schmerzen zu lindern! Vor allem, wenn du an deinem Lifestyle drehst: Ernährungsumstellung, Stress raus, Entspannung rein, Gewichtsreduktion und mal eine Fastenkur. Klappt am besten, wenn du in Bewegung bleibst!

Wie gelingt eine dauerhafte Gewichtsreduktion ohne Achterbahnfahrt?

Es gibt verschiedene gesunde Wege: eine cleane und pflanzenbasierte Ernährung nach dem 80:20-Prinzip (Seite 60), Intervallfasten (Seite 66), Low Carb am Abend. Crash-Diäten sind ungeeignet, um nachhaltig das Gewicht zu regulieren.

Warum ist speziell das Bauchfett der Endgegner gesunder Gelenke?

Einerseits erhöht es die Drucklast auf unseren Bewegungsapparat. Andererseits produziert das Bauchfett proentzündliche Botenstoffe, die zu schmerzhaften Entzündungen an den Gelenken führen.

Kann man mit Nahrungsergänzungsmitteln Gelenkerkrankungen heilen?

Man kann sie nicht heilen, aber man kann den noch vorhandenen Restknorpel und die Knochen kräftigen, die körpereigene Gelenkschmiereproduktion ankurbeln und Schmerzen lindern. Allerdings nicht mit einer Multivitamintablette aus dem Supermarkt, sondern mit gezielter Nahrungsergänzung. ;-)

Gibt es Superfoods und welche hast du selbst immer im Haus?

Die gibt es, nur dürfte es dich vielleicht überraschen, welche es sind: Hafer- und Hirseflocken, Brokkoli, Porree, Kokosjoghurt, TK-Beeren, Chili, Curry-Mischung.

Und was wird man bei dir nicht finden?

Schweinefleisch und daraus produzierte Sauereien, Nutella, Weizenprodukte. No Way!

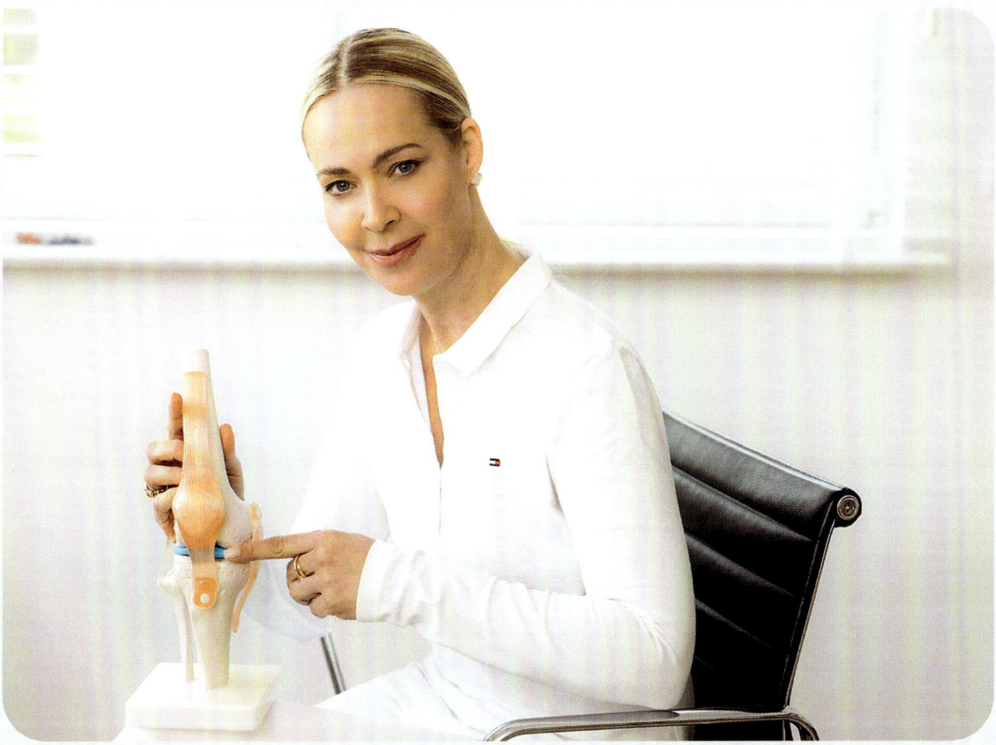

Zwischenfazit

Nachdem du nun schon einige Lifestyle-Faktoren kennengelernt hast, die deinen Knorpel in die Knie zwingen und zu Gelenkschmerzen führen können, werden wir also positiv: Ist es nicht großartig, wie viel Einfluss wir mit unserer Ernährung haben? Dass wir mit ihr Entzündungen eindämmen und löschen, Schmerzen lindern und unseren Bewegungsradius wieder erweitern können? Wichtig: Eine erfolgreiche Ernährungsumstellung für schmerzfreie Gelenke ist ein Prozess und keine Fliege, die man mal kurz mit der Klatsche erledigt. Geduld ist immer ein wichtiger Faktor. Erste Effekte stellen sich meist nach etwa 3 Wochen ein. Dranbleiben lohnt sich also.

Und das Beste: Eine gesunde Ernährung für schmerzfreie Gelenke muss nicht teuer sein. Meine Rezepte in diesem Buch (ab Seite 89) sind für deinen Alltag gemacht und nicht für das einmalige »perfekte Dinner«, nach dem deine Nerven und Konten blank liegen. Es gibt viele frische Nahrungsmittel, aus denen du ganz unterschiedliche Gerichte zubereiten kannst. Da kommt Geschmack ins Spiel.

So verschieden die Ernährungsempfehlungen für die unterschiedlichen Gelenkerkrankungen auch aussehen, allen ist eins gemeinsam: Chronische Übersäuerung und Entzündungen aufgrund unseres modernen Lifestyles sind der Nährboden für Verschleißerkrankungen und Entzündungsreaktionen an den Gelenken. Eine pflanzenbasierte, basische und somit entzündungshemmende Ernährung, bei der industriell verarbeitete Produkte nur ein deutlich reduzierter Bestandteil sind, unterstützt die Gesundheit deines Bewegungsapparates und hilft, Schmerzen effektiv zu lindern.

Was ist ein Gelenk?

Für ein bewegtes Leben hat Mutter Natur uns Gelenke geschenkt. Laufen, springen, tanzen und in der Nase popeln sind möglich, da verschiedene Gelenke unsere Knochen miteinander verbinden. Zu einem Gelenk gehören nicht nur mindestens 2 Knochen, sondern es bildet mit seinen umgebenden Strukturen (Muskeln, Faszien, Sehnen, Bändern) auch eine funktionelle bewegliche Einheit.

Echte und unechte Gelenke

Unser Körper verfügt insgesamt über 212 gelenkige Verbindungen, wovon 140 als »echt« bezeichnet werden. Richtig gelesen: Wie auf zwielichtigen Flohmärkten Fake-Handtaschen sämtlicher Designer zu finden sind, differenzieren wir ebenfalls an unserem Bewegungsapparat »Plagiate« von echten Gelenken, die sich in Aufbau und Funktion grundlegend unterscheiden.

Bei unechten Gelenken stehen die Gelenkflächen durch Bindegewebe, Knorpel oder Knochen in direkter Verbindung miteinander. Es gibt keinen Gelenkspalt, durch den sie voneinander getrennt sind. Das macht sie weniger beweglich. Diese Fake-Gelenke befinden sich vorwiegend am Rumpf unseres Körpers, da unsere Mitte eine gewisse Stabilität benötigt. Ein Beispiel sind die Rippenbogengelenke, die mit dem Brustbein in Verbindung stehen.

»Echte Gelenke« verfügen über einen Gelenkspalt, der die Gelenkpartner (Knochen) voneinander trennt: »Nur gucken, nicht anfassen!« lautet das Bauprinzip, denn gesunde Gelenkpartner pflegen eine gewisse Distanz zueinander. Alle beteiligten Knochen

Schon gewusst?

Hyaliner Knorpel besitzt keine Blutgefäße. Er kann also nur durch Diffusion genährt werden, und die entsteht durch Bewegung. Die Ernährung des Knorpels funktioniert also rein mechanisch und nur, indem du aktiv wirst. Gemein, was?! Bei Belastung wird der Knorpel ausgepresst wie ein Schwamm. Er gibt seine Abfallstoffe an die Umgebung ab, um sich anschließend wieder auszudehnen und sich dabei mit der nährenden Gelenkschmiere vollzusaugen. Gehörst du zu den Bewegungs-Muffeln, bekommt dein Knorpel nicht genug Nährstoffe. Er vertrocknet, verliert seine Pufferfunktion und degeneriert. Und du ahnst vielleicht schon, was sich entwickelt: die Erkrankung mit dem A. Und das A steht nicht nur für »Arschkarte«.
Eine weitere Besonderheit ist, dass unser Gelenkknorpel keine Schmerzrezeptoren besitzt und sich nicht melden kann, wenn er den Rückzug antritt. Das kann fatale Folgen haben, da viele Menschen Beschwerden erst bemerken, wenn das Kind schon in den Brunnen gefallen ist und die Arthrose (Verschleiß) bereits auf den Knochen übergegriffen hat.

sind von einer Gelenkkapsel, die einem robustem Luftballon ähnelt, umschlossen. Sie produziert die Synovia (Gelenkflüssigkeit), die den Gelenkknorpel ernährt. Dieser hyaline Knorpel befindet sich als Schutzschicht über den Knochenenden und verhindert ein direktes Aneinanderreiben der Gelenkpartner, damit die darunterliegenden Knochen in der Bewegung keinen Schaden nehmen. Man kann sich den elastischen Knorpel wie einen Stoßdämpfer oder Puffer vorstellen, der die auf das Gelenk einwirkenden Belastungen gleichmäßig verteilt und dadurch ein sanftes Gleiten der Gelenkpartner übereinander ermöglicht. Die Oberfläche eines gesunden Knorpels ist nämlich glatt wie eine Eislaufbahn. Ich will noch nicht so viel vorwegnehmen, aber die anatomischen Besonderheiten des Knorpels merkst du dir bitte am besten direkt, denn diese spielen eine entscheidende Rolle in der Entwicklung von Arthrose.

Aufbau eines »echten« Gelenks

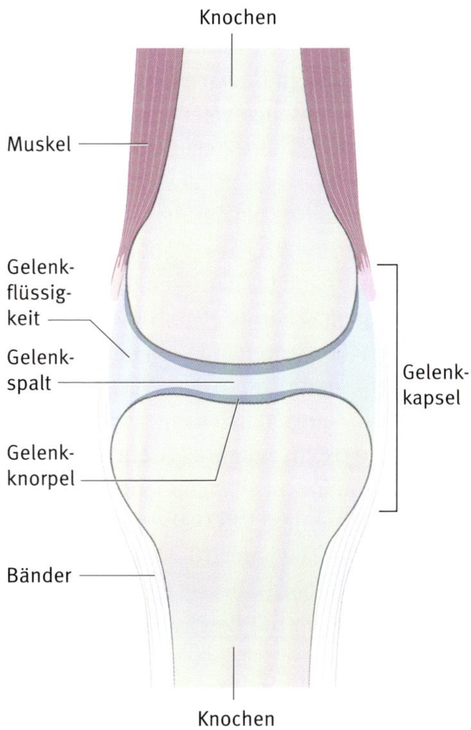

Gelenkerkrankungen auf einen Blick

In diesem Kapitel findest du einen Überblick über die häufigsten Gelenkerkrankungen – wie sie entstehen, verlaufen und meine persönliche Empfehlung dazu.

Arthrose: Knorpel ade, scheiden tut (nicht immer) weh

Arthrose ist weltweit die häufigste Gelenkerkrankung. In Deutschland sind ca. 8 Millionen Menschen von chronischem Gelenkverschleiß betroffen, wobei der Knorpel überwiegend bei uns Frauen die Flucht ergreift. Nur bei der Arthrose des Großzehengrundgelenkes (Hallux rigidus) sind Männer häufiger betroffen. Der Grund für diese unverschämte evolutionäre Ungerechtigkeit liegt unter anderem in hormonellen Veränderungen in den Wechseljahren (Seite 32). Grundsätzlich kann sich eine Arthrose in jedem Lebensalter entwickeln, die Wahrscheinlichkeit steigt jedoch mit dem Alter. Laut dem RKI (Robert Koch-Institut) ist bereits fast jeder 10. Mensch bis zum 45. Lebensjahr betroffen. Da die Arthrose aber nicht immer mit Beschwerden einhergeht, ist die Dunkelziffer vermutlich noch deutlich höher. Am häufigsten erwischt es die großen Gelenke (Knie und Hüfte) sowie Hände und Finger. In Deutschland greifen Orthopäden jährlich sage und schreibe über 400.000-mal ins Ersatzteillager und montieren unermüdlich Gelenkersatz in Knie, Hüfte und Schulter. Du aber sollst nicht Teil der Statistik werden und die Zahlen sinken hoffentlich drastisch durch dieses Buch. Denn einer Arthrose kann man vorbeugen, den Verlauf verlangsamen und so eine Operation verhindern.

Das steckt dahinter

Der Ursprung des Gelenkverschleißes liegt hauptsächlich im Knorpel, der immer weiter degeneriert. Im Laufe der Zeit verschleißt die schützende Knorpelschicht auf den Knochenenden im betroffenen Gelenk und wird somit dünner. Dadurch verschmälert sich der Gelenkspalt zwischen den Knochen und sie rücken sich immer weiter auf die Pelle. Durch das ungeschützte Aufeinanderreiben der Knochenenden entstehen in der Folge neben degenerativen auch gleichzeitig wuchernde Knochenveränderungen an den

Gelenkflächen, die diese verbreitern. Wird der Prozess nicht gestoppt, degeneriert der Knorpel bis zur Zerstörung des Gelenks. Im Folgenden breitet sich die Erkrankung dann allmählich auf die anderen Strukturen um das Gelenk herum aus. Das Drumherum, also die Muskeln, Sehnen und Bänder, ist somit im Verlauf der Erkrankung mitbetroffen, woraus dann Entzündungen, schmerzhafte Bewegungseinschränkungen oder sogar Immobilität entstehen.

Die 4 Stadien der Arthrose

Bei der Arthrose werden insgesamt 4 Schweregrade unterschieden.

- **Stadium 1:** oberflächliche Auffaserungen des Knorpels und Elastizitätsverlust
- **Stadium 2:** leichte Risse im Knorpel erkennbar; Ansiedlung erster Knochenzellen an den Gelenkflächen (Osteophyten)
- **Stadium 3:** Der Knorpel erinnert an Berg-und-Tal-Landschaften. Einzelne tiefe Knorpeldefekte, die bis auf den Knochen reichen, Verschmälerung des Gelenkspaltes
- **Stadium 4:** Wir blicken dem Knochen auf die blank polierte Glatze, denn der Knorpel ist vollständig fratze. Der Gelenkspalt ist kaum zu erkennen.

Attention please: Der Grad der Arthrose korreliert häufig nicht mit den Symptomen! Betroffene zeigen teils bei drittgradigen Befunden ausgeprägte Schmerzen. Genauso planen andere mit dem Vollbild einer Knorpelglatze (4. Grad) mehrmals im Jahr einen Wanderurlaub in den Alpen. Das bedeutet: Der Grad der Arthrose dient eher uns Ärzten zur Beschreibung des Befundes, lässt aber NICHT unbedingt auf das Ausmaß der Beschwerden schließen.

Warum entsteht überhaupt eine Arthrose?

In den vergangenen Jahren gab es einen Paradigmenwechsel hinsichtlich des Verständnisses darüber, wie eine Arthrose entsteht. Wurde früher das Lebensalter für den Verschleiß des Gelenkes als ausschließlich ursächlich gesehen, so wissen wir heutzutage, dass die Arthrose und auch andere rheumatoide Erkrankungen auf der Zellebene entstehen und sich durch lifestylebedingte chronische Entzündungen entwickeln. Es sind demnach vorwiegend Entzündungsprozesse aufgrund einer chronischen Übersäuerung der Gelenke, die zum Abbau von Knorpelmasse führen.

Die Ernährung scheint eine ganz wesentliche Rolle bei dem Krankheitsbild zu spielen und steht deshalb aktuell im Fokus der Arthroseforschung. Insbesondere die industriellen Ernährungsgewohnheiten gepaart mit zu wenig Bewegung schlagen unseren Knorpel in die Flucht. So scheint das Fahrgestell vieler Berufstätiger von Sitzgelegenheiten magnetisch angezogen zu werden. Aufstehen und für eine bewegte Pause zu sorgen, wäre eine einfache Methode, um gegenzusteuern. Nur da hört's bei vielen schon auf, sodass sich das Sitzfleisch proportional zum Arbeitspensum vermehrt. Jedes zusätzliche Kilo Speck erhöht die Drucklast auf unsere Gelenke um ein Vielfaches. Neben der mechanischen Überlastung durch das hohe Körpergewicht produziert vor allem das Bauchfett (viszerales Fett) hormonähnliche Stoffe, die chronische Mikroentzündungen an den Gelenken verursachen und den Verlauf der Arthrose beschleunigen (mehr dazu im Kapitel »Gewichtsreduktion«, Seite 51). Auch alte Verletzungen mit folgender Fehlbelastung der Gelenke und Achsdeformitäten (X- und O-Beine) können

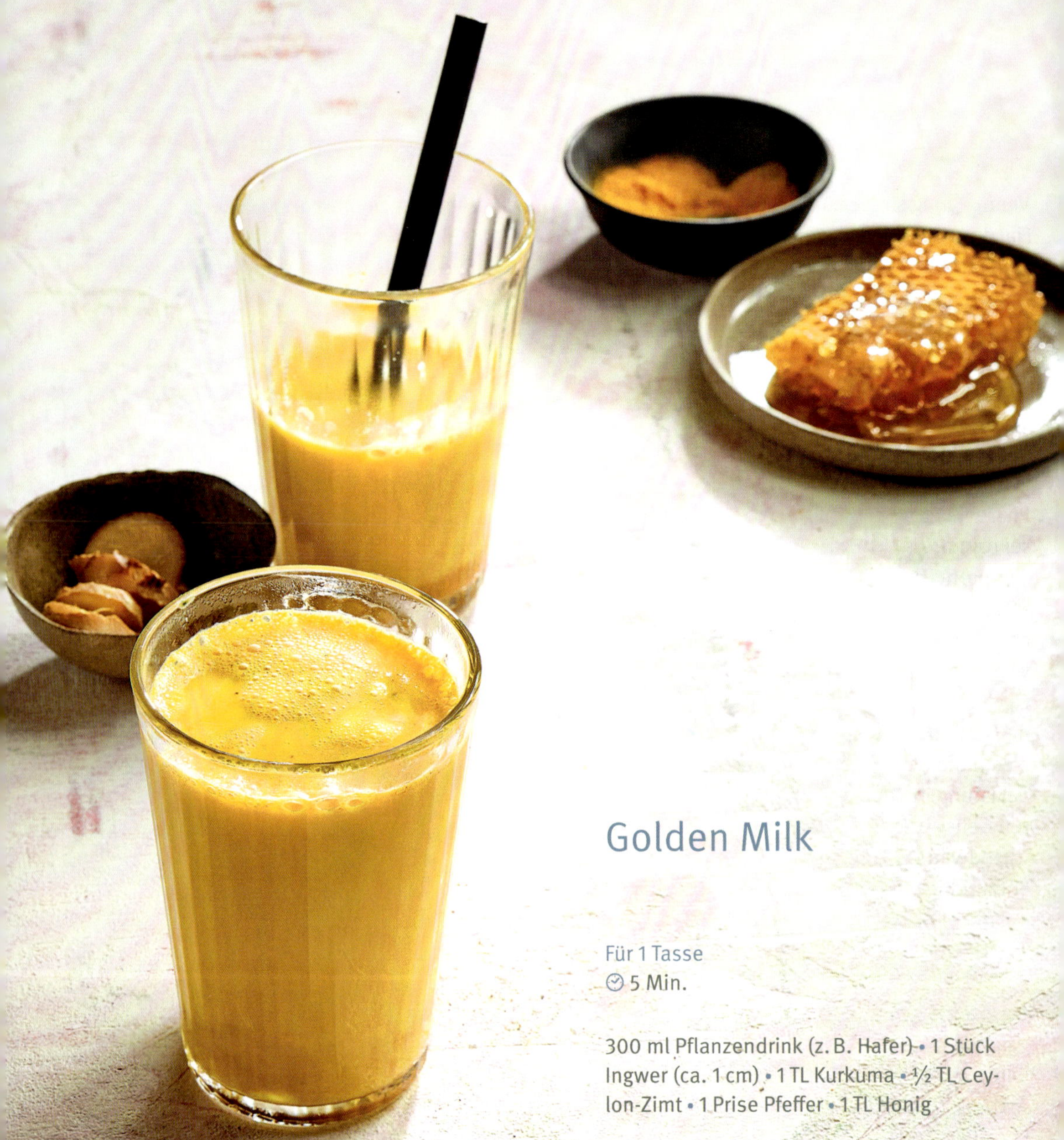

Golden Milk

Für 1 Tasse
5 Min.

300 ml Pflanzendrink (z. B. Hafer) • 1 Stück Ingwer (ca. 1 cm) • 1 TL Kurkuma • ½ TL Ceylon-Zimt • 1 Prise Pfeffer • 1 TL Honig

● Pflanzendrink in einem Topf erwärmen (nicht kochen). Ingwer fein schneiden und hinzufügen. Kurkuma, Zimt und Pfeffer dazugeben und verrühren. Mit Honig süßen und anschließend alles durch ein Sieb gießen. Milch aufschäumen und genießen.

Variante: Wem es schmeckt, der kann noch Muskatnuss und Kardamom als Gewürze hinzufügen.

zu einem vorzeitigen Verschleiß beitragen. Weitere Risikofaktoren sind eine genetische Veranlagung sowie zu viel oder zu wenig (ja, da sind die Gelenke leider pingelig) und gelenkbelastende körperliche Aktivität.

Wie verläuft eine Arthrose?

Die Arthrose verläuft meist in Schüben. Gerade in den frühen Stadien gibt es aktive Phasen, die mit Schmerz und Schwellungen einhergehen, dann wieder inaktive Phasen, bei denen Betroffene denken, alles sei prima. Ein typisches und häufig erstes Symptom ist der »Anlaufschmerz« bzw. die »Morgensteifigkeit«. Sprich: Nach nächtlichen Ruhephasen oder Zwangshaltungen wie stundenlangem Sitzen schmerzen deine Gelenke eine Weile, bis es wieder rundläuft im Getriebe. Im Verlauf der Erkrankung treten die Gelenkschmerzen dann auch bei Belastungen wie Treppensteigen oder längeren Gehstrecken auf. Daraus entwickeln sich irgendwann Dauerschmerzen, die häufig mit entzündlichen Schwellungen einhergehen.

Was tun?

Good News: So wie es einen Paradigmenwechsel in der Ursachenforschung gegeben hat, weiß man heute ebenfalls, dass die Arthrose keine schicksalshafte Verschleißerkrankung ist, der wir machtlos oder ausschließlich mit klingenden Skalpellen gegenüberstehen. Entscheidend für die Verhinderung des weiteren Fortschreitens der Arthrose ist eine multimodale Therapie. Dabei setzen wir nicht auf ein »Allheilmittel«, sondern bedienen uns sämtlicher effektiver Behandlungsmethoden. Einen wesentlichen Teil zum langfristigen Therapieerfolg tragen, neben deiner Motivation, die Umstellung der Ernährung und die Reduktion des entzündungsfördernden Bauchfettes bei. Vor allem sekundäre Pflanzenstoffe (Flavonoide, Polyphenole, Anthocyane) und antioxidativ wirksame Vitamine (Vitamine A, C, E) helfen, Entzündungsprozesse an deinen Gelenken und den Verschleiß des Knorpels zu bremsen.

Wohltuende Lebensmittel

Besonders entzündungshemmend wirken sogenannte Kreuzblütler (Blumenkohl, Brokkoli, Grünkohl, Rucola, Radieschen). In dunklen Beeren sowie weiterem Obst und Gemüse mit dunklem Farbstoff befinden sich die Flavonoide, Anthocyane sowie Fisetin, die in klinischen Studien schützende, antientzündliche Wirkungen zeigten. Eine besondere Rolle haben zudem Kirschen in der Anti-Arthrose-Strategie, denn diese hemmen nicht nur die Entstehung von Entzündungen durch die enthaltenen Anthocyane, sondern auch die Ausschüttung von entzündungsfördernden Botenstoffen. Studien konnten belegen, dass Kirschen einen antientzündlichen und gleichzeitig schmerzhemmenden Effekt bei Arthrose und Gicht haben. Auch Obst und Gemüse (Kohlarten), das reich an Vitamin C ist, sowie solches mit Schwefelverbindungen (Lauchgemüse) hilft dabei, das Voranschreiten der Arthrose zu stoppen. Die meisten grünen Kräuter und scharfe Gewürze haben entzündungshemmende Eigenschaften.

In meinen Rezepten (ab Seite 89) sind außerdem Kurkuma, Kreuzkümmel, Chili, Muskat und Koriander immer wieder Bestandteil, um deinen Knorpel knackig, deine Knochen kräftig und deine Muskeln munter zu halten. Und da hochwertiges Pflanzenfett nicht fett macht, sondern den Bewegungsapparat schmiert, solltest du täglich zu Pflanzenölen mit einem hohen Omega-3-Fettsäure-Gehalt greifen (Lein-, Walnuss-, Rapsöl) sowie zu Nüssen (Pekannüsse, Cashews, Pistazien). Omega-3-Fettsäuren sind die Gegenspieler entzündungsfördernder Eikosanoide. Auch fette Kaltwasserfische (Hering, Makrele, Lachs) enthalten Omega-3-Fettsäuren. Hier empfehle ich einen Verzehr in Maßen, da Aquakulturen ökologisch problematisch und die Fische selbst oft mit Schwermetallen und Mikroplastik belastet sind.

Neben einer antientzündlich wirksamen Ernährung eignen sich knorpelstabilisierende Nahrungsmittel, die Kieselsäure enthalten, wie Haferflocken, Hirse und Kartoffeln. Liebe geht jedoch nicht nur durch den Magen, auch unsere Darmgesundheit hat großen Einfluss auf den Verlauf der Arthrose. Dein Mikrobiom im Darm (Seite 47) zu pflegen, ist entsprechend genauso entscheidend. Allen voran sind fermentiertes eingelegtes Gemüse (wer kennt noch Gewürzgurken im Glas?!) sowie das gute alte Sauerkraut alles andere als oldschool. Sie sind reich an Vitamin C, Senfölen und als Bonus gibt's noch probiotische Bakterien obendrauf. Auch Probiotika und Antiarthrotika in Form einer Nahrungsergänzung (Seite 49) können bei besonderem Bedarf ebenfalls sinnvoll sein. Mehr zum Thema Nahrungsergänzung erfährst du weiter hinten im Buch (Seite 80).

Meine Empfehlungen bei Arthrose

Ernährung: pflanzenbasiert, basisch, antientzündlich
Reduzieren: industriell verarbeitete Produkte, gesättigte Fette, Transfette, Übergewicht
Meiden: Haushaltszucker, Schweinefleisch
Zugreifen: kieselsäurereiche und entzündungshemmende Nahrungsmittel (Kreuzblütler)
Nutzen: Kräuter (Seite 72) und Gewürze, Prä- und Probiotika
Ergänzen: Glucosamin- und Chondroitinsulfat, Omega 3, Curcumin, Vitamine D_3, K_2, C und E, Kalzium, Magnesium, Selen, Zink, Bromelain
TOP-Five-Nahrungsmittel: Leinöl, Kirschen, Lauchgemüse, Haferflocken, Kurkuma
Was noch hilft: gelenkschonende Bewegung (Radfahren, Aqua-Jogging, Nordic Walking)

Rheuma: Immunsystem im Ausnahmezustand

»Rheuma« ist ein Sammelbegriff für über 200 verschiedene Erkrankungen. Allen gemeinsam sind Schmerzen an Gelenken, Sehnen, Bändern und der Wirbelsäule. Umgangssprachlich bezeichnen die meisten Menschen die Autoimmunerkrankung »rheumatoide Arthritis« (RA) als »Rheuma«.

Das steckt dahinter

Wie die unterschiedlichen Erkrankungsformen sind auch die Auslöser vielfältig: Viren, Bakterien, Allergien, Nahrungsmittelunverträglichkeiten, genetische Faktoren sind nur einige von ihnen. Tatsächlich spielt unser sonstiger Beschützer, das Immunsystem, die Hauptrolle bei der Entstehung der RA. Es attackiert körpereigene Strukturen mit der Bildung von Antikörpern, und vor allem unsere Gelenke werden zur Zielscheibe des gestörten, blind um sich schießenden Immunsystems.

Im Vergleich zur Arthrose, bei der sich durch den Gelenkverschleiß im Laufe der Zeit Entzündungen entwickeln, läuft's bei der rheumatoiden Arthritis quasi umgekehrt: Zuerst entstehen Entzündungen an den Gelenken, die dann zu deren Degeneration bis hin zur vollständigen Zerstörung führen. Die Entzündungen rufen typische Symptome hervor: Schwellung, Schmerzen, Rötung, Überwärmung und Steifigkeit – nichts davon können wir gebrauchen, obwohl es das Immunsystem sonst doch immer so gut mit uns meint. Besonders häufig sind Finger- und Handgelenke sowie unsere Füße betroffen. Das führt leider dazu, dass schon so schnöde Alltagstätigkeiten wie das Flaschenöffnen und Wischmoppschwingen zur Qual werden, da Greifkraft und Motorik nachlassen. Jetzt klingt die naheliegende Therapie von Rheuma vielleicht erst mal verlockend: Frau drückt den Wischer an den Ehemann ab und der lässt sich von ihr die bereits geöffnete Bierflasche nach getaner Arbeit zum Sofa bringen. Doch wie lautet unser Behandlungsplan, wenn du dem Kerl den Weg zur Tür gezeigt und dein Herz an einen Vierbeiner verschenkt hast? Keine Panik, Freundinnen. Ich zeige euch viele entzündungshemmende Strategien und Rezepte, damit der Mopp bald wieder zu den aktuellen Top 100 oder Evergreens geschwungen wird. Um das Öffnen der Bierflasche muss sich wiederum keiner mehr bemühen, denn: Alkohol und Zigaretten sind die Staatsfeinde Nummer eins bei rheumatischen Erkrankungen.

Warum eine RA überhaupt entsteht, ist wissenschaftlich noch nicht vollständig geklärt. Fest steht jedoch, dass Noxen (Zellgifte), die das Immunsystem schädigen, einen entscheidenden Anteil an der Erkrankung haben. Und zu diesen Giften gehören Glimmstängel und Pulle mit Umdrehungen nun einmal. Aber auch Inhaltsstoffe unserer industriell geprägten Ernährung, die der Körper genetisch nicht identifizieren kann (Transfette, Zusatzstoffe), sowie Haushaltszucker und tierische Produkte (gesättigte Fette) befeuern die Entwicklung.

Der Körper unter Dauerbeschuss

Da die RA aus einer Fehlfunktion des Immunsystems resultiert, ist der ganze Körper von der Entzündung betroffen. Viele Menschen leiden neben den Gelenkschmerzen unter dem chronischen Fatigue-Syndrom oder zeigen allgemeine Krankheitssymptome wie bei einem lästigen Infekt.

Besteht bei dir der Verdacht auf eine rheumatische Erkrankung, lass beim Doc dein Blut auf Entzündungswerte und spezielle Antikörper checken. Sind diese unauffällig, aber deine Beschwerden typisch, ist eine zusätzliche Audienz beim Rheumatologen unerlässlich. Blutwerte sind nicht die alleinige Wahrheit und nicht immer auffällig. Schulmedizinisch betrachtet gelten Autoimmunerkrankungen als unheilbar, ihre Symptome kann und sollte man in bestimmten Fällen aber mit entzündungshemmenden Schmerzmitteln, Cortison oder Biologika behandeln. So werden die überschießenden Reaktionen des Immunsystems reduziert.

Allerdings brauchen wir eben ein gut funktionierendes Immunsystem, denn es dringen permanent schädliche Mikroorganismen in unseren Körper ein. Beim Essen, bei der Einnahme von Medikamenten, durch UV-Strahlung, beim Küssen oder Sex. Unser Immunsystem hat dabei die Aufgabe, wie ein Detektiv diese Gefahren zu erkennen und abzuwehren. Wie bei der Detektivarbeit üblich, arbeitet unsere Abwehrzentrale »undercover«, sodass wir meist nichts von der ganzen Maloche mitbekommen. Ist unser Immunsystem hingegen geschwächt und sind zu viele Schadstoffe vorhanden, verliert es Überblick und Kontrolle. Wie können wir helfen, die Gelenkzerstörung aufzuhalten?

Mach mal Pause

Da sich der Hauptteil des Immunsystems im Darm befindet, scheißen wir nicht auf die Erkrankung, sondern verordnen uns zunächst einmal Ruhe. Diese braucht unser angeschlagenes Abwehrsystem, um sich zu erholen. Dies gelingt nur mit Pausen, zum Beispiel mit dem (Intervall-)Fasten (Seite 64), weil hierbei die ständigen Belastungen durch ungünstige Ernährung ausbleiben. Nach der Regenerationsphase gilt es, über eine antioxidantien- und basenreiche pflanzliche Vollwerternährung eine Gegenoffensive zu starten, um das körpereigene Reparatursystem anzukurbeln, Gelenkentzündungen zu löschen und Schmerzen zu heilen. Vor allem frisches Obst und Gemüse, weizenfreie Vollkornprodukte, Kartoffeln, Hülsenfrüchte sowie gesunde Pflanzenöle kommen zum Einsatz. Eine besondere Rolle spielen ebenfalls antientzündlich wirksame sekundäre Pflanzenstoffe (Ursolsäure, Anethol, Luteolin, EGCG), die du in frischen Kräutern und auch in Grüntee findest.

Meine Empfehlungen bei RA

Start: Heilfasten für 7 bis 10 Tage (optional)
Ernährung: pflanzlich, basisch, entzündungshemmend, Intervallfasten
Reduzieren: gesättigte Fette, arachidonsäurereiche Lebensmittel (Schweinefleisch!)
Meiden: stark industriell verarbeitete Produkte (Zusatzstoffe, Haushaltszucker!), Glimmstängel, Alkohol
Zugreifen: antientzündliche, antioxidantienreiche Nahrungsmittel und Kräuter
Nutzen: hochwertige Omega-3-Fettsäuren (Lein-, Walnuss-, Rapsöl)
Ergänzen bei Bedarf: Vitamine D_3, K_2, C und E, Selen, Kalzium, Zink, Omega 3, Curcumin, Coenzym Q10
TOP-Five-Nahrungsmittel: Leinöl, dunkle Beeren, Kurkuma, Chili, Grüntee

Osteoporose: Wenn sich die Balken biegen

Mehr als 200 Knochen sorgen für unseren aufrechten Gang, denn ohne unser stabiles Stützgerüst lägen wir wie ein formloser Wackelpudding am Boden. Unsere Knochen sind härter als Stahl, aber keineswegs tote Materie. Sie gleichen vielmehr einer emsigen Dauerbaustelle, auf der es immer etwas zu tun gibt. Permanent finden Umbauprozesse des Knochengewebes durch hormongesteuerte knochenaufbauende (Osteoblasten) und -abbauende Zellen (Osteoklasten) statt. Alter Knochen wird weggemeißelt, frischer Knochen angerührt und aufgebaut. Wusstest du, dass sich alle 7 bis 10 Jahre dein ganzes Skelettsystem erneuert? Unsere Knochen benötigen also eine optimale Work-Life-Balance, in der sich Ab- und Aufbauprozesse die Waage halten.

Die Osteoblasten bilden die sogenannte Grundsubstanz, in die sich vor allem Kalziumsalze und Magnesium einlagern. Diese Mineralstoffe sorgen für Festigkeit. Die Grundsubstanz selbst enthält überwiegend Kollagen, das dem Knochen neben seiner Härte eine gewisse Flexibilität verleiht, damit er nicht so schnell bricht. Etwa ab dem 35. Lebensjahr nehmen die Osteoblasten ab, der Knochen wird allmählich poröser: Bei gesunden älteren Menschen verringert sich die Knochenmasse um etwa 0,5 bis 1 Prozent pro Jahr. Das ist völlig normal. Entsteht jedoch größerer Schwund, spricht man ab einer gewissen Ausprägung von Osteoporose, die dann auch mit einem erhöhten Knochenbruchrisiko einhergeht.

Das steckt dahinter

Die beiden Hauptursachen für die Entwicklung von Knochenschwund sind zu wenig Bewegung und ein Vitamin-D-Mangel. Wer sich von morgens bis abends im Büro den Hintern fernab des Sonnenlichts platt sitzt, ist also doppelt in selbigen gebissen. Ein Kalzium- und Magnesiummangel sowie Muskelschwund und Störungen im Hormonhaushalt sorgen zusätzlich dafür, dass sich die ehemals festen Balken biegen und den Knochenabbau beschleunigen. Ein hohes Risiko für die Entwicklung einer Osteoporose tragen Frauen nach den Wechseljahren durch das Absinken des Östrogenspiegels. Jede dritte Frau ist dann von Osteoporose betroffen. Männer erkranken meist erst später, in einem höheren Lebensalter. Besonders gefährdet sind generell Rheumatiker, da die chronischen Entzündungsprozesse den Knochenabbau zusätzlich stimulieren. Auch die Langzeiteinnahme bestimmter Medikamente (Statine, Schilddrüsenhormone, Aromatasehemmer, Cortison), Unter- sowie Übergewicht, Essstörungen, strikte vegane Ernährung, ein hoher Kaffee- und Softdrinkkonsum (Koffein und Phosphat!) und wieder der Glimmstängel sind weitere Risikofaktoren für die Entwicklung einer Osteoporose. Regelmäßiger Nikotinkonsum verdoppelt sogar laut aktueller Studienlage das Risiko für osteoporosebedingte Knochenbrüche.

Die Diagnose

Um die Erkrankung zu diagnostizieren, müssen die Knochen auf Mark und Bein untersucht werden. Goldstandard ist die Messung der Knochendichte (DXA-Messung), bei der mittels niedrig dosierter Röntgenstrahlen der Mineralsalzgehalt der Knochen an Lendenwirbelsäule und Hüfte gemessen wird.

Ermittelt wird dabei ein spezieller Wert (T-Score), bei dem gilt:

- T-Score > –1: normale Knochendichte
- T-Score –1 bis –2,5: Osteopenie (Vorstufe Osteoporose)
- T-Score < –2,5: Osteoporose

Die Behandlung

Marmor, Stein und Eisen bricht, aber unsere Knochen nicht: Es ist wissenschaftlich nachgewiesen, dass die richtige Ernährung Osteoporose vorbeugen und ihren Verlauf stoppen kann. Worauf kommt es an?

Das Ziel ist die Optimierung der maximalen Knochenmasse. Kalzium und Magnesium können über die Ernährung, Vitamin D muss mithilfe von Sonnenlicht aufgenommen werden, weil in Lebensmitteln nicht genug davon vorhanden ist. Vor allem kalziumreiche Gemüsesorten (Grün-, Weißkohl, Brokkoli, Fenchel) sind wahre Kalziumbomben und auch Nüsse, Sesam und Haferflocken sowie Mineralwässer (> 300 mg Kalzium/l) versorgen uns mit dem Mineralstoff. Kuhmilchprodukte sind hingegen eher ungeeignet, da durch den Pasteurisierungsprozess die Enzyme zerstört werden, die für die Kalziumaufnahme verantwortlich sind. Zudem triggern Kuhmilchprodukte chronische Mikroentzündungen an Knochen und Gelenken. Kalzium sollte vorwiegend am Abend zugeführt werden, da hierdurch ein knochenabbauendes Hormon unterdrückt und somit dem Knochenverlust in der Nacht

Der T-Score zeigt an, wie es mit der Knochendichte bestellt ist und ob eine Osteoporose vorliegt.

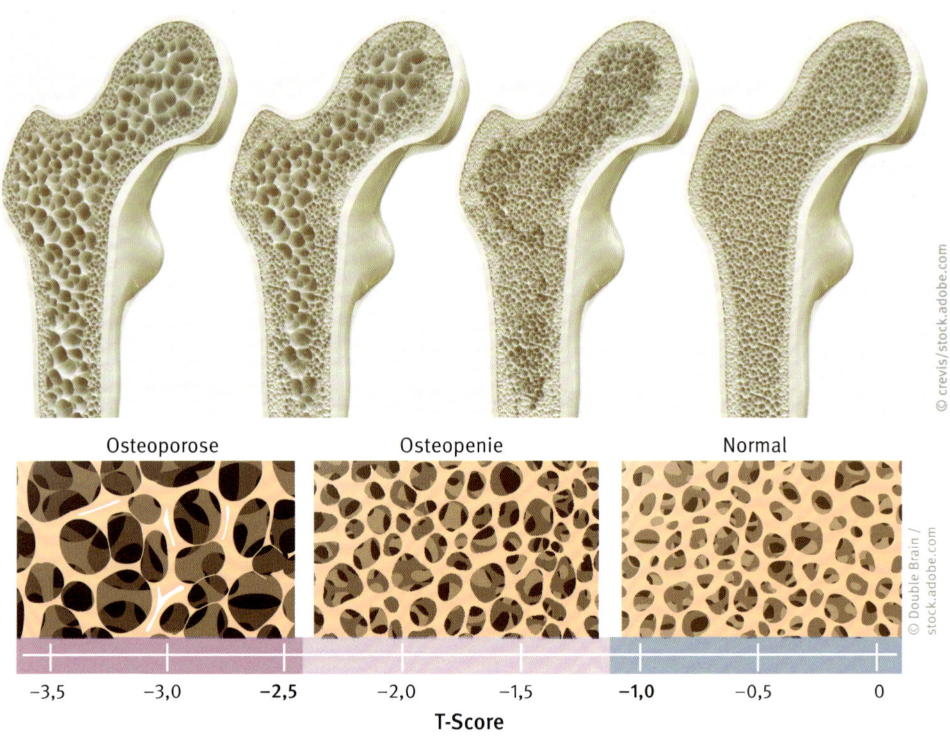

entgegengewirkt wird. Ohne Vitamin D_3 wird allerdings nicht genug Kalzium aus unserer Nahrung vom Körper aufgenommen. Gleiches gilt auch für Vitamin K_2, das bestimmte Proteine aktiviert, die den Kalziumeinbau in unseren Knochen fördern.

Eine ausreichende Zufuhr von Magnesium (Brokkoli, Naturreis, Kartoffeln, Nüsse) ist wichtig, weil es essenziell für die Bildung eines speziellen Proteins ist, das wiederum Vitamin D an die Hand nimmt, im Blut transportiert und im Knochengewebe verteilt. Zahlreiche Studien zeigen, dass eine erhöhte Magnesiumaufnahme zum Beispiel das Risiko für Knochenbrüche senken kann. Neben der regelmäßigen Zufuhr der genannten Mineralstoffkombi ist auch Bor (Pfirsich, Gurke, Rosinen, Rote Bete) von Bedeutung. Das Spurenelement unterstützt Magnesium und Vitamin D auf der Dauerbaustelle beim Knochenaufbau.

Gerade in der dunklen Jahreszeit (kein Sonnenlicht) und mal wieder aufgrund des westlichen Lifestyles, bei dem leider eine industriell geprägte kalziumarme, dafür phosphatreiche (Softdrinks!) Ernährung auf der Tagesordnung steht, ist eine ausreichende Nährstoffversorgung häufig nicht gegeben. Defizite sollten dann auch über eine gezielte Nahrungsergänzung (Seite 80) ausgeglichen werden.

Meine Empfehlungen bei Osteoporose

Ernährung: pflanzenbasiert, mineralstoffreich (Vitamin K, Magnesium, Kalzium, Bor)
Reduzieren: Alkohol, Kaffee, tierische Proteine, einfache Kohlenhydrate, Übergewicht
Meiden: Nikotin, Softdrinks, Untergewicht
Nutzen: kalziumreiches grünes Gemüse
Ergänzen: Vitamine D_3, K_2, C und E, Kalzium, Magnesium, Omega 3, Zink, Vit.-B-Komplex
TOP-Five-Nahrungsmittel: Brokkoli, Kohl, Hülsenfrüchte, Nüsse, Rosinen
Was noch hilft: Bewegung im Freien (Vitamin D), Krafttraining (Aktivierung der Osteoblasten)

Gicht – oder »das böse Erwachen«

Was gibt es Schöneres, als in einer lauen Sommernacht mit reich gedeckter Tafel und etwas Prickelndem im Glas endlich mal wieder mit Freunden die Sau rauszulassen? Den Alltag für ein paar Stunden aus dem Oberstübchen verbannen – frei sein – und dancen, bis der Arzt kommt … Verlockender Gedanke. Doch wenn jegliches Maß fehlt, bleiben solche Nächte nicht immer ohne Folgen und führen in manchen Fällen am nächsten Morgen tatsächlich zum Arzt. Warum können wir für den exzessiven Spaß eine folgenschwere Quittung erhalten? Das liegt an den Partygästen namens Purine: Je länger und häufiger die ausgelassene Sause stattfindet, desto mehr von ihnen kommen zusammen. Und das Heimtückische ist: Die kleinen Moleküle rasten erst so richtig aus, wenn du in der Nacht längst die Party verlassen hast.

Die lästigen Purine

Grundsätzlich kommen Purine in Zellen vor und werden entweder beim Abbau von körpereigenen Zellen freigesetzt oder über bestimmte Nahrungsmittel sowie Alkohol (Bier!) zugeführt. Besonders purinreich sind Fleischwaren (Schweinefleisch, Innereien!), Fisch, Meeresfrüchte sowie Pilze und Hülsenfrüchte. Die Purine befinden sich in den Proteinen der Nahrungsmittel. Als ungebetene Gäste schleichen sie sich aufs Fest, denn sie stecken in fast allem, was eine Sause so ausmacht. Zu einer gefährlichen Ansammlung von Purinen kommt es allerdings nur, wenn wir über die Stränge schlagen, weil die Party völlig eskaliert oder weil sie niemals wirklich endet. Purine entstehen aber auch selbst in unserem Stoffwechsel, wenn plötzlich viele Zellen abgebaut werden. Beispielsweise beim Fasten oder bei einer Turbo-Crash-Diät, unter Chemotherapie sowie durch harntreibende Medikamente.

Was macht Purine eigentlich so gefährlich? Unser Körper wandelt sie in Harnsäure um, die wir in gewissem Umfang als Antioxidans zum Schutz unserer Zellen auch brauchen. Kommt es aber zu einer großen Ansammlung von Harnsäure im Körper (ab > 6,4 mg/dl), formt dieser den nicht benötigten Teil in Harnsäurekristalle (Uratkristalle) um. Unser Immunsystem betrachtet diese neuen »kantigen« Partygäste als fremd und sendet die Security (entzündliche Botenstoffe) aus, um die Eindringlinge zu bekämpfen. Das führt zu schmerzhaften Entzündungen an den Gelenken. Zudem können sich die Kristalle am Ohr, an den Fingern und Zehen einlagern und sind dort als kalkige Erhebungen (»Gichtknötchen«) erkennbar. Manchmal setzen sie sich auch in die feinen Kanälchen der Nieren, was bis zum Nierenversagen führen kann.

Die Folge ist Gicht

Führst du also ein Leben in Extremen (Party oder Null-Diät), ist möglicherweise irgendwann mit den ungebetenen Gästen zu rechnen, die dir als Gastgeschenk eine Stoffwechselerkrankung mitbringen. Wir nennen die Erkrankung Gicht, die sich anfallsartig, typischerweise nach Party-Exzessen in der folgenden Nacht, bemerkbar macht. Gicht entsteht also durch einen Overkill an Harnsäure im Blut. Du musst jetzt aber nicht zur Spaßbremse mutieren und beim nächsten Grillabend auf alle »Schweinereien« verzichten, aus Angst, in der Nacht nicht vom selig schnarchenden Partner, sondern von einem Gichtanfall geweckt zu werden.

Bevor es dazu kommt, bestehen meist über Jahre hinweg erhöhte Harnsäurewerte im Blut (Hyperurikämie), die zunächst keine Beschwerden auslösen. Ursächlich dafür ist häufig eine angeborene Störung der Nieren, die nicht genügend Harnsäure ausscheiden. Unser Lifestyle triggert die Erkrankung und bringt so das Fass zum Überlaufen. Das bedeutet: Überschreitet der Harnsäurespiegel einen bestimmten Schwellenwert (> 9 mg/dl), kommt es mit hoher Wahrscheinlichkeit zu einem Gichtanfall. Aufgrund der Vorliebe für Schnitzel und Bier ist die Gicht eine Erkrankung, die überwiegend Männer betrifft. Hinzu kommt, dass wir Frauen bis zu den Wechseljahren durch Östrogene besser geschützt sind.

Symptome, Diagnose und Therapie

Bei mehr als jedem zweiten Gichtanfall ist das Großzehengrundgelenk betroffen. Die Erkrankten haben plötzlich – meistens eben unerwartet in der Nacht – stärkste Schmerzen und eine hochrot pochende Zehe, sodass sie kaum noch auftreten können. Darüber hinaus können das Sprung-, Knie- und Daumengrundgelenk betroffen sein.

Zur Diagnosestellung wird dein Doc den Harnsäurespiegel in einer Blutuntersuchung prüfen. Wichtig ist zudem, einen Gichtanfall von einer rheumatoiden Arthritis (Seite 23) abzugrenzen, da sich beide Erkrankungen von ihren Symptomen her ähneln. Hierzu kann entweder eine Gelenkpunktion durchgeführt werden, in der man Uratkristalle findet, oder ein Colchicin-Test erfolgen. Dieses Medikament kann einen Gichtanfall lindern, nicht aber die Schmerzen einer RA.

Gicht ist zwar heilbar, aber ohne Therapie kommt es immer wieder zu Anfällen. Und die wiederkehrenden Entzündungen zerstören die Gelenke irgendwann vollkommen. Die entscheidende Therapie ist die Umstellung auf eine pflanzliche, DAZU speziell purin- wie fructosearme Ernährung. Das Ziel: Den Harnsäurespiegel langfristig senken und Gichtanfälle verhindern.

Die Ernährung kann nicht nur die Gicht heilen, sondern ihr auch vorbeugen. Dabei sollten pro Tag bei entsprechender Veranlagung nicht mehr als 200 mg Purine zugeführt werden. Eine purinfreie Ernährung ist nicht erforderlich. In Studien wurde gezeigt, dass tierische Purine einen Gichtanfall triggern, nicht aber Purine aus Pflanzen (Hülsenfrüchte, Pilze). Es wird vermutet, dass die in pflanzlichen Nahrungsmitteln enthaltenen Ballaststoffe im Darm die Harnsäure binden. In tierischen Produkten sind keine Ballaststoffe vorhanden. Insofern kannst du bedenkenlos Mamas oder Papas Linseneintopf genießen (S. 130 und S. 131), ohne dass dein Körper die Suppe auslöffeln muss.

Das schmeckt den Gelenken nicht

Auch wenn ich dir jetzt schon wieder mit dem Thema der (über-)flüssigen Umdrehungen auf den Senkel gehe, ist die Reduktion von Alkohol, insbesondere von Bier, eine weitere hilfreiche Maßnahme: Alkohol regt die Bildung von Harnsäure an und hemmt gleichzeitig ihre Ausscheidung. Dasselbe gilt außerdem für Softdrinks und industriell stark verarbeitete Lebensmittel wie TK-Pizza, Eis und Kekse, in denen Fructose enthalten ist. Meide schon beim Einkauf Produkte mit Fructose-, Glucose- oder Maissirup.

Übergewicht hat leider die gleichen Effekte: Harnsäure wird erhöht, ihre Ausscheidung gehemmt. Zudem pusht, wie du bereits weißt, das Bauchfett chronische Mikroentzündungen an den Gelenken. Du merkst vielleicht schon, dass sich viele Risiken, Hilfen und Tipps wiederholen und es immer wieder um die gleichen Themen geht. Das soll dich nicht langweilen, sondern dir verdeutlichen, wie viele Baustellen wir mit solchen Lifestyle-Änderungen gleichzeitig angehen können.

Dies ist besonders günstig

Ich erinnere noch einmal an die guten Kirschen mit ihren Anthocyanen, die bei Gicht und Arthrose ibuprofenähnliche schmerz- und entzündungshemmende Wirkungen zeigen – allerdings nebenwirkungsfrei.
Ist gerade keine Saison, empfehle ich dir TK-Kirschen. Wer mindestens 2 Liter Wasser pro Tag trinkt, senkt zudem die Produktion von Uratkristallen. Heilfasten ist bei bekannter Harnsäureerhöhung aufgrund der entstehenden überschießenden Harnsäureproduktion ohne ärztliche Begleitung nicht anzuraten, Intervallfasten ist jedoch in der Regel problemlos möglich. Zudem kann eine Alkalisierung des Harns sinnvoll sein, um die Harnsäureausscheidung über die Nieren zu fördern. Dies erreicht man über basische Lebensmittel (Seite 62), Basentabletten oder Pulver wie Basica®.

Wenn's brennt

Im Akutfall hilft die Ernährung leider nicht mehr aus der Klemme. Neben antientzündlich wirksamen Schmerzmitteln wie Ibuprofen, Diclofenac (Voltaren®) oder Cortison kann auch das bereits genannte Colchicin zum Einsatz kommen. Aufgrund von Nebenwirkungen (Erbrechen, Durchfall) ist allerdings Vorsicht geboten. Aspirin ist übrigens ungeeignet, da die enthaltene Acetylcysteinsäure die Harnsäureausscheidung bremst.

Lässt sich dein Harnsäurespiegel trotz der Ernährungsumstellung langfristig nicht unter 9 mg/dl senken, gibt es Medikamente (Urikostatika, Urikosurika), die als Dauertherapie zur Verhinderung von Langzeitschäden verordnet werden. Diese Medikamente dürfen jedoch nicht im akuten Gichtanfall eingesetzt werden, da sie zu Beginn der Einnahme sogar einen Anfall auslösen können. In den meisten Fällen ist eine medikamentöse Dauertherapie bei rechtzeitigen Lifestyle-Umstellungen nicht erforderlich.

Meine Empfehlungen bei Gicht

Ernährung: pflanzenbasiert, purin- und fructosearm
Reduzieren: Alkohol (besser Weißwein als Bier), Fertiggerichte, Softdrinks, Übergewicht
Meiden: Schweinefleisch, Wurst (!), Bier
Nutzen: mindestens 2 Liter Wasser pro Tag
Ergänzen: Basenpulver/-tabletten, Omega 3, Magnesium, Coenzym Q10, Vitamin C
TOP-Five-Nahrungsmittel: Kirschen, Leinöl, Rucola, Radicchio (Bitterstoffe), Pellkartoffeln (resistente Stärke)

Schmerzkiller-Tee

Für 150 ml
⏲ 5 Min. + 10 Min. Ziehzeit

- Brennnesselkraut
- Holunderblüten
- Löwenzahn (Kraut und Wurzel)
- Mädesüßblüten

● Die Zutaten zu gleichen Teilen mischen. 1 TL der fertigen Mischung mit 150 ml kochendem Wasser übergießen, maximal 10 Min. ziehen lassen.

Doc Diessners Tipp: Brennnessel, Löwenzahn und Holunder wirken harntreibend. So scheidet der Körper Schadstoffe aus. Mädesüß wirkt durch die salicylsäureähnlichen Inhaltsstoffe schmerzlindernd und antientzündlich (Seite 73).

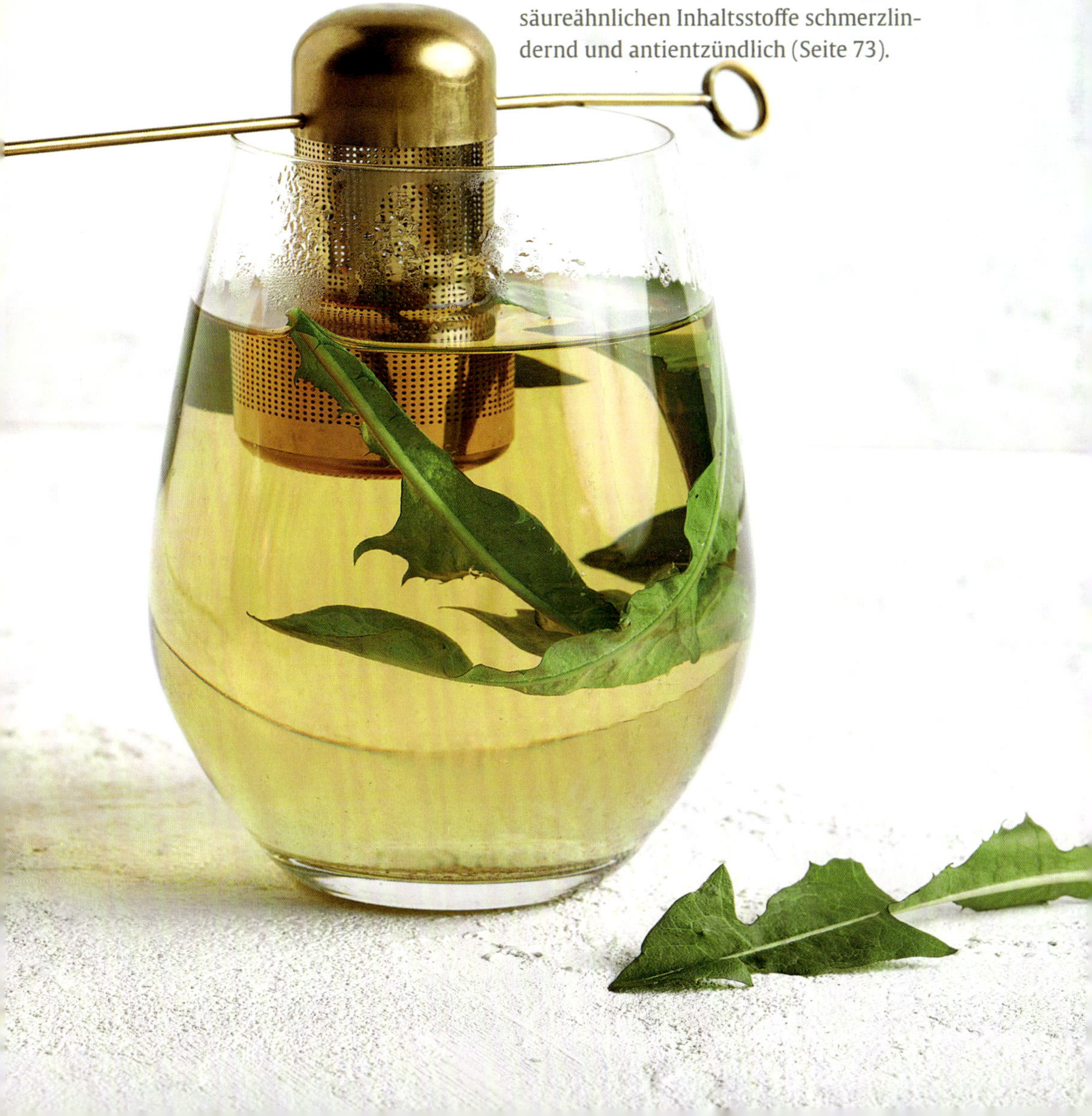

Wechseljahre: Wenn sich Hormone neu (er-)finden

Liebe Mitstreiterinnen, dieses Kapitel habe ich als letztes geschrieben, denn mir graute es ein wenig vor den Recherchen zu diesem im wahrsten Sinne »heißen Thema«. Im März 2023 durfte ich meinen 46. Geburtstag feiern und von meinen Wechseljahren fühle ich mich mental noch meilenweit entfernt. Doch statistisch gesehen steht die auch als Klimakterium bezeichnete hormonelle Umstellung nicht nur vor der Tür, sondern bereits im Türrahmen. Symptome – bisher Fehlanzeige. Ich komme jedoch nicht drumherum, mich an diesem sonnigen Sonntag mit hormonellen Symptom-Wolken zu befassen. Bei den Recherchen rückte eine Frage immer mehr ins Zentrum: Bilden sich in den Wechseljahren tatsächliche Regenwolken, die uns das Leben zur Hölle machen, uns gesellschaftlich sogar ausgrenzen, weil wir aufgrund von unkontrollierten Schwitzattacken miefen wie ein Iltis und wie früher in der Pubertät trotz 72-Stunden-Antitranspirant-Roll-on niemand neben uns sitzen will? Oder sind es vielleicht nur ein paar Wölkchen, die unsere Lebensqualität kaum einschränken? Eine spannende Frage, der ich mit gemischten Gefühlen gegenüberstehe.

Glaubt man der Boulevardpresse, die dem Klimakterium sämtliche physischen und psychischen Beschwerden zuordnet, stehen mir nicht nur meine wie prophezeit bald dünner werdenden Haare zu Berge, sondern es wird mir auch abwechselnd heiß und kalt. Doch da dies ein medizinischer Ratgeber ist, konzentrieren wir uns auf die nackten Fakten und behalten eine ausgeglichene Betriebstemperatur.

Was sind Wechseljahre?

Wechseljahre sind keine Erkrankung, sondern eine neue Lebensphase. Ich finde, das klingt erst mal besser als der Begriff »Klimakterium« – bei dem man irgendwie an eine Naturkatastrophe denkt. Wie bei allen lebensverändernden Phasen gibt es neben Herausforderungen auch neue Benefits. So auch in dieser Situation, denken wir an das Ausbleiben der lästigen Menstruationsschmerzen oder die bis dato erforderliche Verhütung beim Sex. Was passiert also, wenn die Wechseljahre beginnen?

Wechseljahre bezeichnen den Zeitraum der Hormonumstellung rund um die letzte Menstruationsblutung. Die Eierstöcke produzieren dann immer weniger Östrogen und Progesteron und stellen die Produktion irgendwann ganz ein. Durch das Ungleichgewicht im Hormonhaushalt tritt die Menstruation unregelmäßiger auf, bis sie schließlich ganz ausbleibt. Das wird als »Menopause« bezeichnet. Im Durchschnitt sind Frauen zu diesem Zeitpunkt 52 Jahre alt. Meist beginnen die Wechseljahre ab einem Alter von 40 bis 45 Jahren. Die Bestimmung eines genauen Zeitpunktes ist nicht möglich, da die Eierstöcke nicht abrupt, sondern allmählich weniger Geschlechtshormone produzieren. Bis die hormonelle Umstellung abgeschlossen ist, vergehen üblicherweise weitere Jahre. Stoppt die Monatsblutung vor dem 40. Lebensjahr, spricht man von »vorzeitiger Menopause«. Durch Risikofaktoren wie Operationen oder Bestrahlungen im Bereich der Eierstöcke, Chemotherapie sowie bestimmte Autoimmunerkrankungen wie rheumatoide Arthritis kann die Menopause vorzeitig eintreten. Auch eine Schilddrüsenunterfunktion oder Diabetes mellitus können dazu führen, dass sich deine Hormone bereits vorzeitig neu (er-)finden.

Gelenkschmerzen als Symptom der Hormonumstellung?

Gute Nachrichten: Auf die Hormonumstellung KANN der Körper mit psychischen und körperlichen Beschwerden reagieren. Das Hilfsverb »kann« betone ich explizit, noch bevor wir über die Symptome sprechen, denn nicht jede Frau ist von jedem Symptom betroffen und manche Frauen bemerken ihre hormonelle Umstellung kaum. Genauso gibt es Erkrankungen oder Beschwerden, die schon vor Eintritt in die Wechseljahre bestanden haben und sich möglicherweise in dieser Lebensphase einfach mehr akzentuieren. Es ist also wichtig festzustellen, welche Beschwerden wirklich den Wechseljahren zuzuordnen sind. Was ist Henne und was ist Ei?!

Laut neuerer wissenschaftlicher Studienlage ist einzig das Symptom »Hitzewallungen« speziell auf Wechseljahre zurückzuführen, was aber aus meiner Sicht nicht bedeutet, dass sich durch den Östrogenmangel nicht auch andere Beschwerden manifestieren können. Weitere Symptome, die meine Patientinnen beschreiben, sind Stimmungsschwankungen, Schlafstörungen, Kopfschmerzen, Erschöpfung, trockene Haut und Schleimhäute, Libidoverlust und, wie man es in einer orthopädischen Praxis erwartet, Muskel- und Gelenkschmerzen. Zwar werden solche Beschwerden in der Schulmedizin nicht als ursächlich durch das Klimakterium angesehen, dennoch zeigt die Praxis Zusammenhänge durch den veränderten Hormonhaushalt. Drücken wir es einmal so aus: Wechseljahre sind nicht die Ursache für Muskel- und Gelenkschmerzen, die Beschwerden können aber hierdurch getriggert werden. Denn der Östrogenmangel führt zu einer herabgesetzten Immunabwehr, Entzündungen und Schmerzen an den Gelenken entstehen. Zudem reguliert Östrogen den Wasserhaushalt der Muskeln und des Bindegewebes, was zur Verhärtung der Muskulatur, einer verminderten Produktion der Gelenkschmiere und dem Elastizitätsverlust des Knorpels führen kann. Das macht ihn anfälliger für Verschleißerscheinungen und begünstigt die Entstehung von Arthrose. Ein sinkender Östrogenspiegel erhöht zudem das Osteoporose-Risiko, da das Hormon unsere Knochen schützt. Und nicht zuletzt wirken Östrogene auch selbst schmerzlindernd, weil sie eine entscheidende Rolle bei der Schmerzverarbeitung spielen. Somit werden Schmerzen in den Wechseljahren stärker wahrgenommen.

Und jetzt sind wir auch bei Henne und Ei. Bedeutet: Um die hormonellen Veränderungen der Wechseljahre als Ursache für Gelenk- und Muskelschmerz verantwortlich machen zu können, müssen andere Erkrankungen, die ebenfalls mit diesen Symptomen einhergehen, durch deinen Doc ausgeschlossen werden. Dies sind beispielweise Erkrankungen aus dem rheumatischen Formenkreis wie Arthrose, Arthritiden und Fibromyalgie oder Stoffwechselerkrankungen wie die Gicht. Auch chronische Infektionen können Gelenkschmerzen verursachen. Beispiele sind Magen-Darm-Infektionen mit Yersinien, Borrelien durch einen Zeckenbiss oder die folgenreiche Plansch-Party im Whirlpool (Chlamydien) des (oder mit dem) Nachbarn. Hier ist eine ärztliche Anamnese entscheidend, um die Henne vom Ei zu unterscheiden.

Die Therapie

Fingen die Gelenkschmerzen jedoch fast zeitgleich mit dem Ausbleiben der Monatsblutung an, können sie durch den

Spicy Ingwershot

Für ca. 200 ml
10 Min.

1 Zitrone • 2 kleine Orangen • 100 g Ingwer • 1 Apfel

- Zitrone und Orangen entsaften, Ingwer und Apfel schälen, falls es keine Bioqualität ist. Das Gehäuse des Apfels entfernen.
- Zitronensaft, Orangensaft, Ingwer und Apfel in einen Mixer geben oder in einem hohen Gefäß pürieren.
- Danach durch ein Sieb in eine Glasflasche geben.

Doc Diessners Tipp: Vor dem Gebrauch gut schütteln und für einen Shot ca. 20–30 ml des Safts trinken. Der Saft hält 3–5 Tage im Kühlschrank.

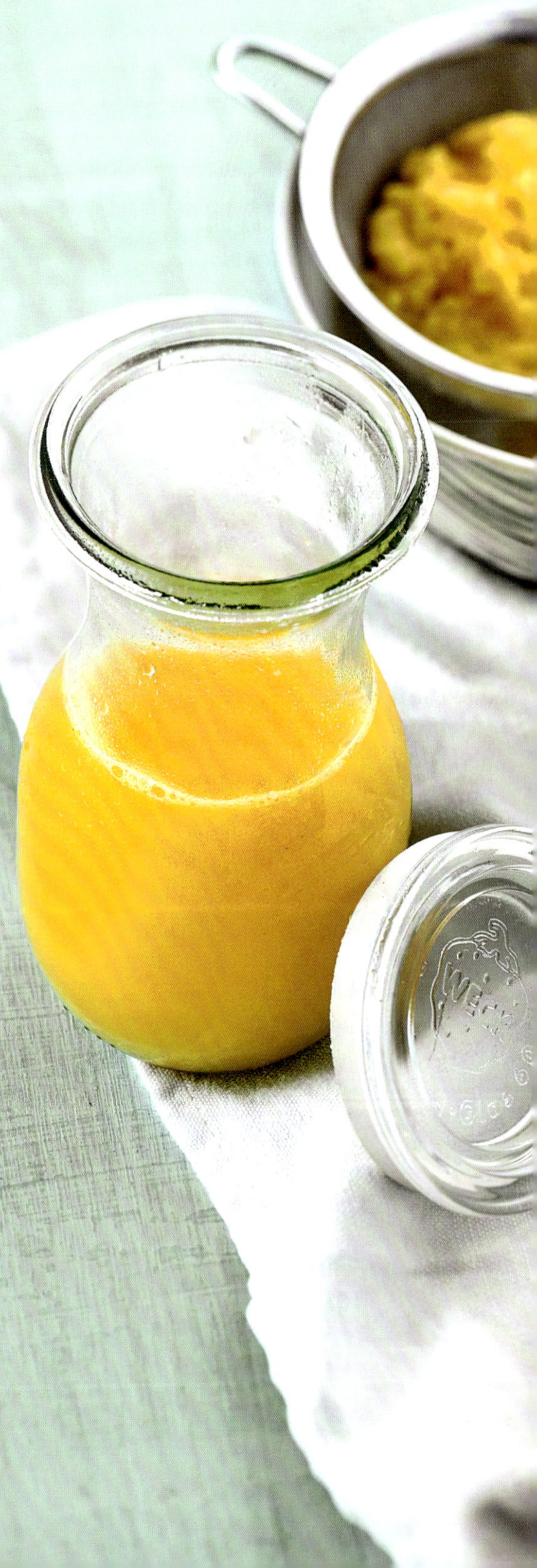

Östrogenmangel hervorgerufen worden sein. Sind zudem alle anderen Erkrankungen ausgeschlossen, gibt es verschiedene Möglichkeiten, den Gelenkschmerzen in der neuen Lebensphase einzuheizen. Die Hormonersatztherapie kann zwar Beschwerden lindern, bringt aber auch, wie es der Beipackzettel schon sagt, teils gravierende Risiken und Nebenwirkungen mit sich, die unbedingt berücksichtigt werden müssen.

Es gibt auch natürliche Wege, Muskel- und Gelenkschmerzen effektiv und vor allem nebenwirkungsfrei zu behandeln. Ein wichtiger Faktor ist wie immer das Körpergewicht. Vor allem Knie- und Hüftgelenke freuen sich über die Entlastung durch weniger Kilos. Hilfreich sind auch eine pflanzenbasierte antientzündliche Ernährung sowie regelmäßige Bewegung. In den Sommermonaten am besten an der frischen Luft, denn dann kurbelst du deine körpereigene Vitamin-D-Produktion durch das Sonnenlicht an und sorgst so nebenbei für kräftige Knochen (mehr dazu im Kapitel »Osteoporose«, Seite 25).

In Leinsamen, Sesam, Hülsenfrüchten und Soja stecken Phytoöstrogene (Isoflavone, Lignane), die Wechseljahresbeschwerden auf sanfte Weise lindern können. Teils werden Phytoöstrogene in Form von Präparaten angeboten, allerdings gibt es zu Wechsel- und Nebenwirkungen keine wissenschaftlich verlässlichen Daten. Nicht alles, was als »pflanzlich« deklariert ist, ist automatisch harmlos. Hands off – dies gilt vor allem für Brustkrebspatientinnen. Deshalb empfehle ich, zur natürlichen Variante in Form von Nahrungsmitteln zu greifen. Zudem kann eine kalzium- und magnesiumreiche Ernährung die Muskulatur entspannen und deine Knochenmineralisierung fördern. Wer gerne Süßes schnabuliert, sollte zu antioxidantienreichen Blaubeeren greifen. Daneben eignen sich auch Nüsse als Knabbersnack. Sie enthalten ebenfalls Antioxidantien wie Zink, Selen und gleichzeitig wertvolle Ballaststoffe. Besonders geeignet sind Walnüsse, die Vitamin E und Omega-3-Fettsäuren liefern. Auch Nahrungsergänzungsmittel (Seite 80) können in manchen Fällen unterstützend hilfreich sein.

Meine Empfehlungen bei Gelenkschmerzen in den Wechseljahren

Ernährung: pflanzenbasiert, antientzündlich, basisch
Reduzieren: gesättigte Fette, Transfette, Haushaltszucker, Alkohol, Softdrinks, Bauchfett, Übergewicht
Meiden: Nikotin
Nutzen: Grüntee (sekundäre Pflanzenstoffe!)
Ergänzen: Omega 3, Glucosamin- und Chondroitinsulfat, Vitamine D_3, K_2 und E, Kalzium, Magnesium, Curcumin, Selen, Zink
TOP-Five-Nahrungsmittel: Blaubeeren, Walnüsse, Hülsenfrüchte, Leinsamen, Haferflocken
Was noch hilft: regelmäßige gelenkschonende Bewegung, Entspannungsverfahren

Fibromyalgie: Schmerzen von der Socke bis zur Locke

Die Fibromyalgie ist eine Erkrankung, die einem Chamäleon gleicht, denn sie zeigt sich in vielen Facetten. Dadurch ist sie so schwer fassbar – für Betroffene und Behandelnde. Sie ist einfach nicht so, sagen wir mal, »handfest«. Das stellt uns Ärzte häufig vor eine Herausforderung, denn wir sind es gewohnt, etwas zu sehen, das nicht in Ordnung ist, und es dann zu reparieren. Aus meiner Erfahrung kann ich sagen, es lohnt sich, diese Herausforderung anzunehmen, denn viele betroffene Menschen haben einen hohen Leidensdruck und fühlen sich sowohl medizinisch als auch in und von der Gesellschaft missverstanden. Jetzt aber genug der Schwarzmalerei. Schauen wir also mal wieder auf die medizinischen Fakten.

Das Krankheitsbild

Die Fibromyalgie ist ein komplexes Schmerzsyndrom. Hauptsymptome sind chronische Schmerzen in mehreren Körperregionen, Schlafstörungen und körperliche Erschöpfung. Von den Schmerzen betroffen sind vor allem die Muskulatur, Sehnenansätze, Knochen, aber auch unsere Hüllstruktur – das Bindegewebe. Steifigkeit der Muskeln sowie spezielle schmerzhafte Druckpunkte (Tenderpoints) an den Sehnenansätzen kennzeichnen die Erkrankung.

Reagieren 11 der 18 Tenderpoints auf Druck mit Schmerz, kann das darauf hindeuten, dass eine Fibromyalgie vorliegt.

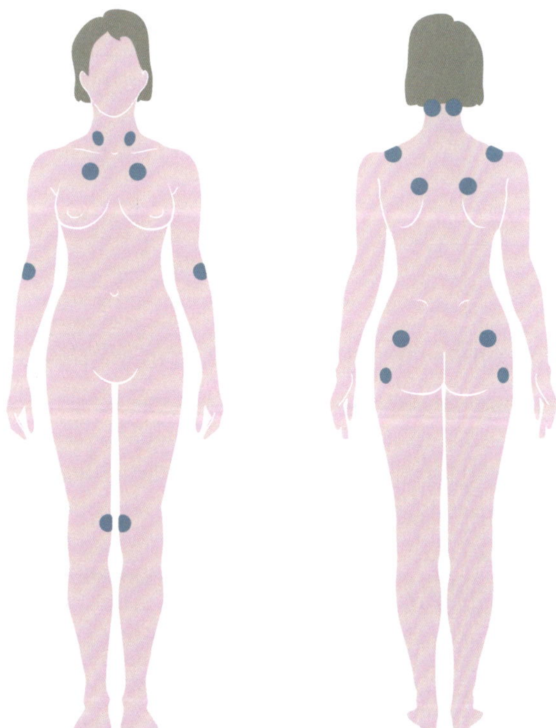

Zudem können gleichzeitig neurologische, psychische und vegetative Funktionsstörungen bestehen, und das – jetzt kommt das Tückische – ohne erkennbare organische Ursache! Sprich, der Körper schmerzt von der Socke bis zur Locke.

Weil man nichts Organisches findet, ist die Diagnosestellung auch so tricky. Bei Verdacht müssen wir die Betroffenen diagnostisch quasi auf den Kopf stellen und zunächst andere Grunderkrankungen ausschließen. Leider werden Patientinnen und Patienten immer wieder und viel zu schnell in die »Psychoecke« geschoben, da depressive Verstimmungen und Antriebsschwäche weitere Begleitsymptome sind. Ein fataler Fehler, der zu einem Doktor-Hopping und Frust führt. Man fängt immer wieder von vorne an, die Befunde häufen sich und je dicker der Aktenordner, der mit letzter Kraft zum nächsten Doc bugsiert wird, desto kürzer das Gespräch und desto geringer die Chance, endlich Hilfe zu bekommen. Viele Köche verderben eben den Brei.

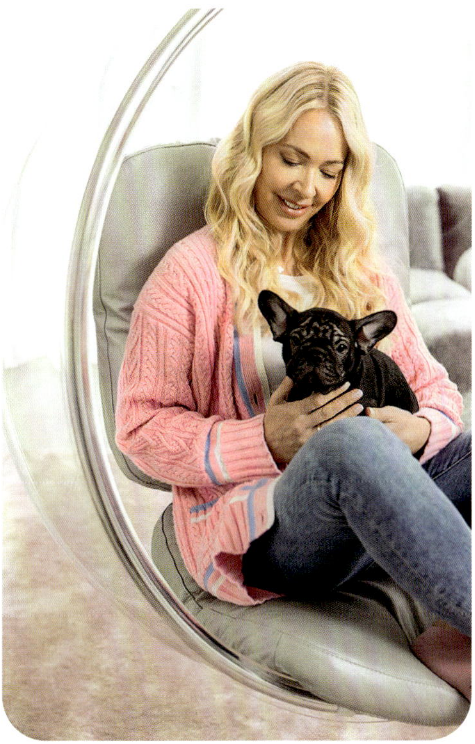

Wir wissen heutzutage, dass die Fibromyalgie eine ernst zu nehmende Erkrankung ist, die ins Behandlungszimmer einer Arztpraxis gehört. Betroffen sind erneut hauptsächlich Frauen, wobei wissenschaftlich nicht geklärt ist, warum wir auch bei dieser Erkrankung kräftig »HIER« gerufen haben. Eine familiäre Häufung, entzündlich-rheumatische Erkrankungen, genetische Faktoren, ein Vitamin-D-Mangel, Rauchen, Übergewicht, mangelnde körperliche Aktivität und depressive Störungen können möglicherweise das Krankheitsrisiko erhöhen.

Den Schmerzen auf die Schliche kommen

Um die Diagnose der Fibromyalgie zu stellen, gibt es spezielle Fragebögen, mit denen du zum Beispiel eine Schmerzskizze erstellen und deine Symptome zu Papier bringen kannst. Auch wenn der Schriftkram lästig ist, hilft er dir und deinem Arzt, die Beschwerden besser einzuordnen. Dein Doc wird auch eine Blutanalyse (Blutbild, Entzündungswerte, Kreatinkinase, Kalzium, TSH, Vitamin D) und gegebenenfalls eine Stuhluntersuchung durchführen, um andere entzündlich bedingte Erkrankungen oder Nahrungsmittelunverträglichkeiten auszuschließen. Reagieren bei der körperlichen Untersuchung 11 der 18 Tenderpoints an den Sehnenansätzen schmerzhaft auf Druck und fehlt der Hinweis auf eine internistische, neurologische oder orthopädische Erkrankung, kann die Diagnose »Fibromyalgie« gestellt werden.

Die Therapie

Wichtig ist, dass die betroffene Person, auch wenn es abgedroschen klingt, »ganzheitlich« betrachtet und behandelt wird. Laut Behandlungsleitlinie ist deshalb auch bei der Fibromyalgie die multimodale Therapie am erfolgreichsten. Aktuelle Studien empfehlen begleitend eine basenreiche, antientzündliche Ernährung. Schweinefleisch und Lebensmittel mit einem hohen Arachidonsäuregehalt sollten mal wieder gemieden werden. Zudem hilfreich: Haushaltszucker, gesättigte Fette, Transfettsäuren und industrielle Zusatzstoffe reduzieren, um die chronische Entzündungsaktivität an Muskeln und Sehnen zu senken. Auch der Speck, wie immer speziell das nervige Bauchfett, muss weg, damit entzündliche Botenstoffe nicht mehr im Akkord produziert und per Expressversand an deine Muskeln geliefert werden.

Entspannung ist angesagt, aber nicht nur ...

Jetzt gerate aber bitte nicht in Stress, sondern stelle deine Ernährung Schritt für Schritt um (mehr dazu im Kapitel »Ernährungsumstellung leicht gemacht«, Seite 58). Psychische Anspannung führt zur Verschlechterung der Erkrankung und das können wir hier gar nicht gebrauchen. Hilfreich sind realistische Therapieziele, Achtsamkeit bei deiner Ernährung und eine mentale Stressreduktion, um schmerzhafte Verspannungen in der Muskulatur zu lösen. Hierzu stehen beispielsweise autogenes Training, progressive Muskelrelaxation, Meditation oder Feldenkrais zur Verfügung. Entspannungsverfahren lassen sich hervorragend mit Wärmetherapien wie Fangopackungen oder einem Körnerkissen kombinieren.

Doch aufgepasst: Genau so, wie man nicht schlank im Schlaf wird, wird deine Erkrankung nicht ausschließlich durch entspannende Therapien verschwinden. Aktive Behandlungen wie Physio- und Ergotherapie, Bindegewebsmassagen (Regulation des vegetativen Nervensystems) und ein moderates Ausdauer- und Muskelaufbautraining können helfen, den Teufelskreis aus Schmerz, Verkrampfung der Muskulatur und erneutem Schmerz zu durchbrechen.

Meine Empfehlungen bei Fibromyalgie

Ernährung: basisch, entzündungshemmend, pflanzlich
Reduzieren: Haushaltszucker, gesättigte Fette, Transfettsäuren, Weißmehlprodukte, Körpergewicht (Bauchfett)
Meiden: arachidonsäurereiche Lebensmittel (Schweinefleisch), industrielle Zusatzstoffe
Nutzen: frisches Obst und Gemüse, Pellkartoffeln (Basenlieferant!)
Ergänzen: Magnesium, Kalzium, Vitamine D_3, K_2, C, E, Vit.-B-Komplex, 5-Hydroxytrypthophan, L-Carnitin, Omega 3, Selen, Zink
TOP-Five-Nahrungsmittel: dunkle Beeren, Leinöl, Haferflocken, Kakao, Chili
Was noch hilft: Entspannungsverfahren, Verhaltenstherapie, Physiotherapie, Ausdauer-/Krafttraining

Weitere Behandlungsmöglichkeiten

In manchen Fällen kann auch eine Verhaltenstherapie oder bei schwerem Verlauf der kurzfristige Einsatz von schmerzmodulierenden Medikamenten (Amitriptylin) sinnvoll sein. Jedoch sind die Medikamente laut Studien mit Blick auf Schmerzlinderung und Verbesserung der Lebensqualität einer Verhaltenstherapie sowie dem Ausdauer- und Krafttraining nicht überlegen. Bekannt ist: Wer unter Stress steht, hat einen erhöhten Verbrauch an Mikronährstoffen. Deshalb ist eine mikronährstoffreiche Ernährung mit frischen Lebensmitteln zu empfehlen. Die Einnahme von Magnesium und L-Carnitin kann zur Besserung der Schmerzsymptomatik führen. Vitamin D und Kalzium, 5-Hydroxytryptophan und B-Vitamine können Schlafstörungen, Erschöpfungszustände und depressive Verstimmungen positiv beeinflussen.

Bei all den Maßnahmen fällt dir vermutlich auf, dass du die Kapitänin bist und das Steuer in der Hand hältst. Bei der Fibromyalgie ist nämlich nachgewiesen, dass die besten Erfolge durch die Betroffenen selbst zu erzielen sind und der Arzt hier eher als beratender Lotse im Ausguck zu sehen ist, der dich auf deinem Therapieweg begleitet und den Kurs checkt. Entscheidend ist, dass du einen erfahrenen Doc findest, der dir die Zusammenhänge zwischen psychischen Faktoren und körperlichen Reaktionen (biopsychosoziales Modell) erklärt.

Eine ganz neue Freiheit ohne Schmerzen

Saskia Greipl-Kostantinidis ist bekannt für ihre erfolgreichen Charity-Aktionen. Wie sich die Netzwerkerin aus München durch Bewegung und eine Ernährungsumstellung ihre Lebensqualität zurückgeholt hat, erzählt sie im Interview.

Liebe Saskia, du hast dein Leben vor ein paar Jahren komplett umgekrempelt. Warum?

Saskia Greipl-Kostantinidis: Seit meiner Kindheit habe ich Probleme mit meinen Knien. Meine Kniescheiben sitzen falsch, zu weit außen und zu weit oben. Daher sind sie immer wieder rausgesprungen. Die Knorpel sind lange weg und ich laufe quasi auf der Felge, da meine Knochen bereits aufeinanderstehen. Deshalb war ich Dauergast beim Orthopäden und musste viele Schmerzmittel nehmen. Als dann 2020 noch Corona kam, wusste ich: Jetzt muss sich etwas ändern!

Wie hat dich die Pandemie dazu gebracht?

SGK: Ich war vorher schon »kompakt«, einfach »gut beieinander« gewesen. Es war noch kein Übergewicht, aber als man auf einmal nichts mehr machen konnte, wollte ich nicht zu Hause sitzen und richtig dick werden. Also habe ich meinen Lifestyle komplett geändert: Ich esse kaum noch Süßigkeiten, abends keine Kohlenhydrate mehr. Und auch wenn es mir als Münchnerin hier in Bayern schwerfällt: Den Schweinefleisch-Konsum habe ich »böse« runtergedrückt. Dazu wurde ich wieder aktiv: Jeden Tag laufe ich circa 10.000 Schritte, schwimme und fahre mit dem Rad in die Stadt. Das ist eine ganz neue Freiheit. Vorher habe ich mich immer nur geschont. Damit kommt man nicht weiter: Wer sich nicht bewegt, ist verloren.

Das klingt ja wie aus dem Lehrbuch! Welche Erfolge konntest du erzielen?

SGK: 15 Kilo habe ich so mit der Zeit abgenommen. Und diese 15 Kilo sind wie ein neues Leben, sag ich dir! Ich war vorher alle 2 oder 3 Wochen beim Orthopäden, weil ich Hyaluron- und Cortisonspritzen für meine Knie benötigte. Auch punktiert wurde ich immer mal, wenn es gar nicht mehr ging. Seit der Lifestyle-Umstellung war ich nicht mehr dort. Mein Orthopäde hat mich irgendwann sogar gefragt, ob ich ihm untreu geworden bin. *(lacht)*

Und was ist mit den Schmerzmitteln?

SGK: Die sind nicht mehr nötig, auch wenn sich das alles fast zu gut anhört, ich weiß. *(lacht)* Vorher habe ich aber wirklich einiges an Tabletten genommen, teils auch in Kombination, wenn es besonders schlimm war. Ich bin Jahrgang 1970 und möchte daher allen sagen, die denken: »Es ist eh vorbei, dann leb' ich jetzt wohl auf der Couch«, man kann immer etwas tun und es ist nie zu spät, damit anzufangen! Ich bin mir sicher, dass ich neue Kniegelenke um Jahre hinausgezögert habe, falls es überhaupt mal notwendig wird.

Wie bist du die Sache angegangen?

SGK: Erst mal habe ich mich selbst schlau gemacht und viel gelesen. Mein Orthopäde und ein wunderbarer Apotheker haben mir noch weitere wichtige Tipps gegeben. So habe ich auch Nahrungsergänzungsmittel entdeckt, die bei mir sehr gut funktionieren.

Welche Nahrungsergänzung nimmst du denn?

SGK: Unterschiedliche, die alle helfen, die Gelenke zu schmieren und Entzündungen zu bekämpfen, z. B. Vitamin E, Fischölkapseln, und ich schwöre auf Curcumin!

Gab es auch Zeiten, in denen dir die Lifestyle-Veränderungen schwergefallen sind?

SGK: Es war – für mich! – die beste Entscheidung, weil ich sehr schnell gemerkt habe: Es geht mir besser. Bei Charity-Veranstaltungen war früher mein erster Gedanke: »Wie soll ich das schaffen? Meine Knie werden jetzt schon dick, ich muss mich setzen.« Das passiert mir heute nicht mehr. Nachdem ich die ersten 10 Kilo abgenommen hatte, ist mein Gewicht zwar eine Weile stehen geblieben. Da war ich aber schon glücklich, habe trotzdem weitergemacht und noch einmal 5 Kilo verloren. Jetzt bin ich bei meinem Idealgewicht, nehme eine Jeans in Größe 38 aus dem Schrank und bin einfach total happy.

Also suchen dich die »bösen« Versuchungen nicht heim?

SGK: Eigentlich nicht. Ab und an gibt's natürlich noch etwas Süßes, klar, und auch den Schweinebraten. Aber eben nicht andauernd. Beim Obst wähle ich meist zuckerärmere Sorten aus, habe viel Gemüse in meine tägliche Ernährung integriert und ersetze Schwein zum Beispiel durch Hähnchen aus artgerechter Haltung. Das wäre auch mein Tipp an alle, die nicht auf Fleisch verzichten möchten.

Eine Frage habe ich noch zum Schluss, da ich weiß, dass du modebewusst bist und auf zahlreichen Events eine gute Figur machen musst: Was kommt dir an die Füße?

SGK: Ich bin die Königin der Sneaker geworden! *(lacht)* High Heels bleiben im Schrank. Mit einem festen Schuh, der geschnürt und gefedert ist, der dich hält, läuft es sich am besten. Dazu habe ich noch Einlagen, die an meine Körperstatik angepasst wurden und Fehlstellungen ausgleichen.

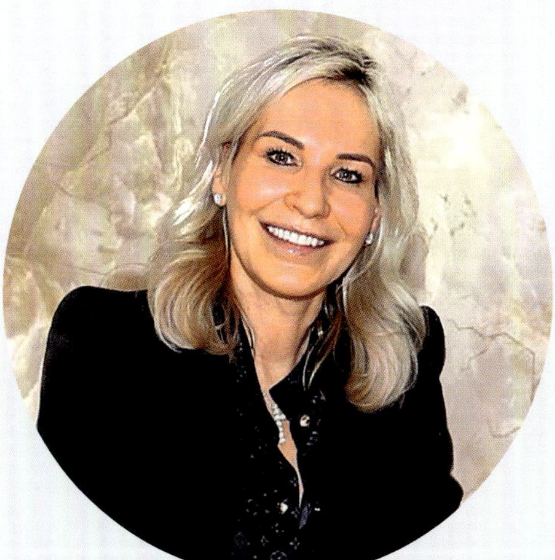

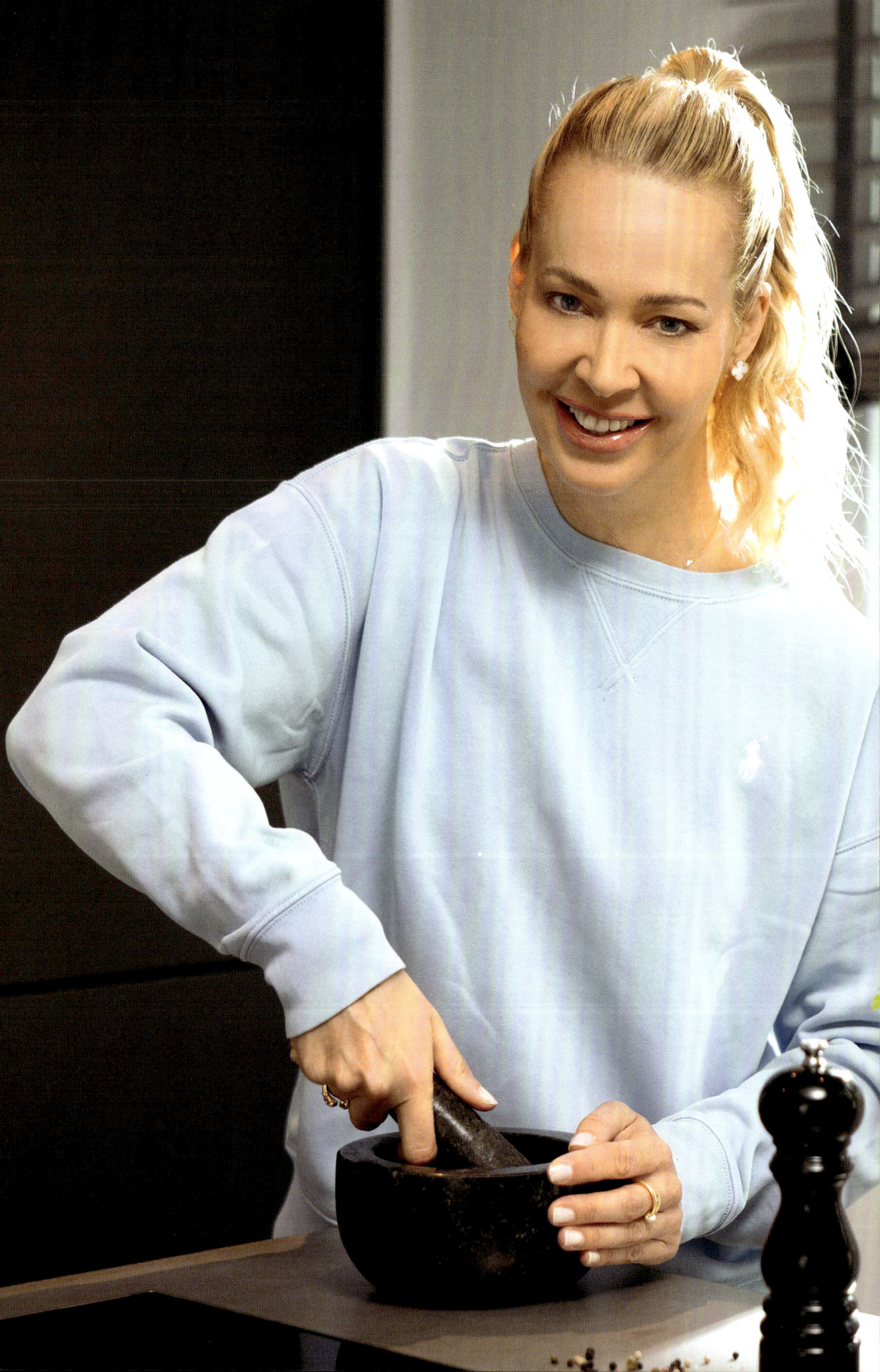

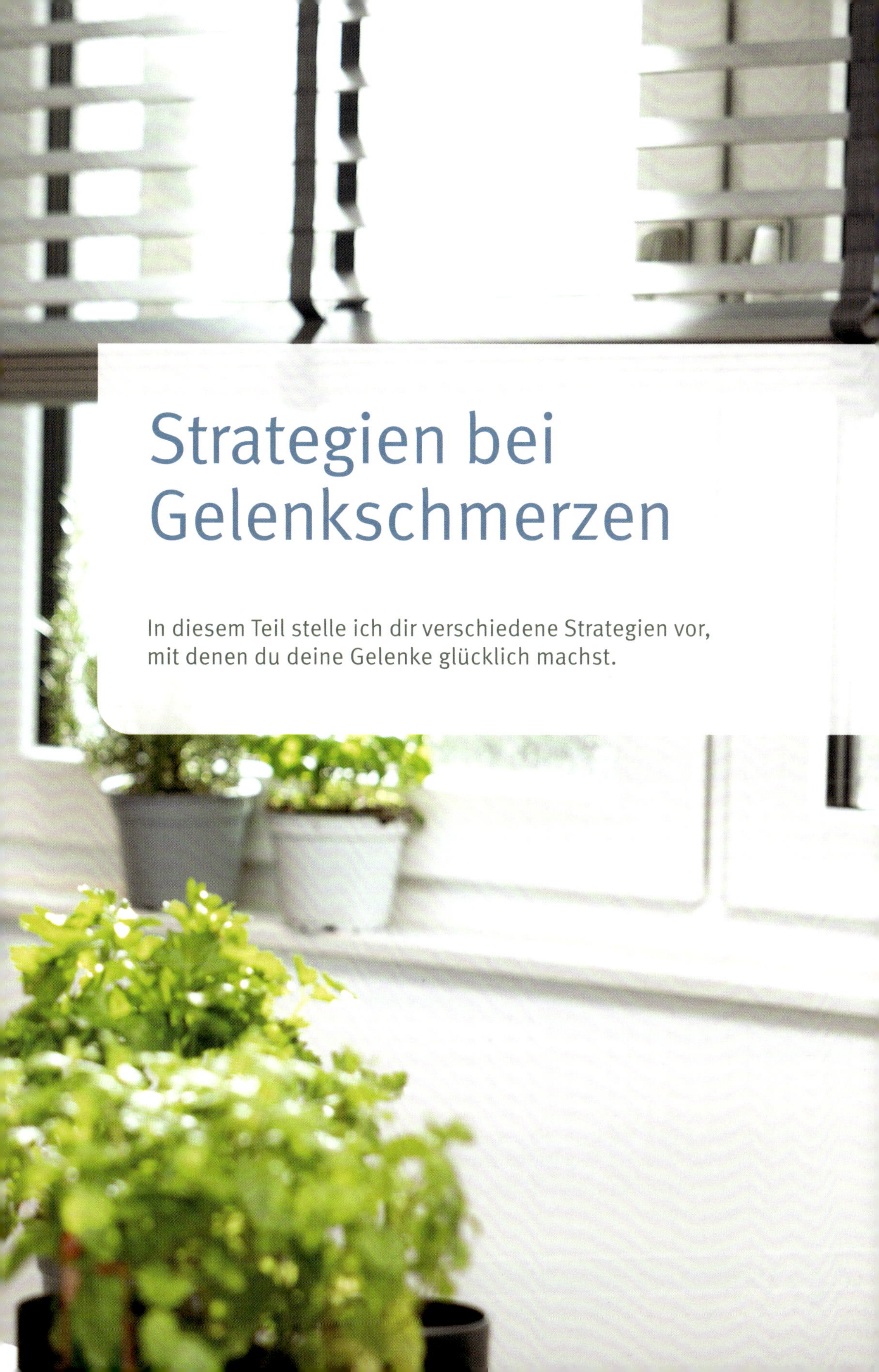

Strategien bei Gelenkschmerzen

In diesem Teil stelle ich dir verschiedene Strategien vor, mit denen du deine Gelenke glücklich machst.

Chronische Entzündungen: Gelenke in Flammen

Chronische Mikroentzündungen sind die Ursache von vielen Gelenkerkrankungen und Schmerzen des Bewegungsapparates.

Es glimmt und flackert, zunächst noch still, dann knistert es ganz leise. Was nach einem romantischen Abend vor dem Kamin klingt, verbreitet auf Dauer eine ungemütliche Stimmung in deinem Körper. Ich spreche von chronischen Mikroentzündungen, die sich im Laufe des Lebens unter anderem durch ungünstige Lifestyle-Faktoren in deinen Zellen entwickeln. Das Tückische ist: Chronische Mikroentzündungen, auch als »Silent Inflammation« bezeichnet, entstehen anfangs unbemerkt in deinem Körper. Sie sind klar von akuten Entzündungen, wie einem infizierten Insektenstich, abzugrenzen, bei denen die Entzündung ein förderlicher Teil des Heilungsprozesses ist. Denn wie ihr Name schon sagt, führen stille Mikroentzündungen zunächst nur unterschwellig zu gesundheitlichen Beschwerden. Das macht sie so gefährlich, da wir sie meist erst bemerken, wenn aus der glimmenden Glut ein Flächenbrand und somit Erkrankungen entstanden sind.

Was steckt unseren Bewegungsapparat in Flammen?

Es gibt innere und äußere Faktoren, die deinen Gelenken richtig einheizen. Eine heiße Kiste steckt, man kann es kaum glauben, im industriellen Fortschritt der Lebensmittelindustrie. Verantwortlich sind zucker-, weizen- und transfettsäurehaltige Produkte, gesättigte Fettsäuren sowie Lebensmittel, die vollgepumpt mit Zusatzstoffen sind.

Ein Blick auf brandheiße Produkte

Wirf doch mal einen Blick auf ein Fertigprodukt im Supermarkt. Kleine Geschmacksprobe gefällig? Hier die Brandbeschleuniger, die in einer abgepackten Salami im Weizenteigmantel stecken: *Weizenmehl, Schweinefleisch, Speck, Palmöl, Zucker, Hefe, Kaliumiodat, Emulgatoren, Citronensäureester, Mono- und Diacetylweinsäureester, Magermilchpulver, Eigelbpulver, Dextrose, Stabilisator, Natriumascorbat, Hühnereiweißpulver, Calciumcarbonat, Gewürze, Aromen,*

Speisesalz, Säureregulator, Konservierungsstoff (Natriumnitrit), Farbstoff, Buchenholzrauch. Diese »Schweinerei« gleicht fast dem Inhalt eines Chemiebaukastens, findest du nicht?

Aber auch bei vermeintlich gesunden veganen Produkten ist die Liste an toxisch-chemischen Zusatzstoffen oft länger als die Packungsbeilage einer Paracetamol-Tablette. Neben den stark weiterverarbeiteten Lebensmitteln enthalten rotes Fleisch, vor allem Schweinefleisch, und Produkte aus diesem, wie du bereits im Kapitel »Gicht« erfahren hast (Seite 28), besonders viel entzündungsfördernde Arachidonsäure. Die durch ihre Verstoffwechselung entstehenden proentzündlichen Stoffe werden bei einer zusätzlich zuckerreichen Ernährung verstärkt in unsere Zellen eingeschleust.

Auch Kuhmilch und Produkte aus ihr gehören leider in die entzündungsfördernde Kategorie. Einerseits durch ihren Gehalt an Arachidonsäure, andererseits baut unser Körper mit fortschreitendem Lebensalter den Milchzucker immer schlechter ab, der sich dann im Darm einnistet. Dort sorgt er für ein saures Milieu und fördert schlechte Darmbewohner. Entzündungsbedingte Schmerzen entstehen.

Es ist zwar nicht der gelegentliche Genuss, der deinen Körper in Flammen setzt, sondern wie mit allem im Leben das Übermaß. Doch Kuhmilchprodukte sind nun mal ständig präsent in unserem westlichen Ernährungsplan. Ob in flüssiger Form, als Quark, Joghurt, Crème fraîche oder in verschiedenen Käsevariationen. Um Alternativen zu schaffen, findest du in meinen Rezepten immer wieder Pflanzendrinks (ohne chemische Zusatzstoffe!) sowie Kokos- und Haferjoghurt statt Kuhmilchprodukte. Einfache Rezepte, die dir zeigen, wie du Pflanzendrinks selbst herstellen kannst, findest du im Rezeptteil (ab Seite 110). Beim Käse sind Schaf- und Ziegenerzeugnisse oft ein schmackhafter Ersatz.

Was sonst noch?

Neben entzündungsfördernden Lebensmitteln sind – wieder – Zigarette und Alkohol Zellgifte, die chronische Mikroentzündungen in deinem Körper befeuern. Schon das tägliche Glas Rotwein fördert laut einer internationalen Studie der Universität Cambridge chronische Entzündungen durch den enthaltenen Alkohol. Weitere Faktoren, die Brände in deinen Gelenken entfachen, sind chronischer Schlafmangel und Stress. Aber auch äußere Faktoren wie Umweltgifte (Pestizide, Feinstaub) und UV-Strahlung setzen deinen Körper unter Feuer.

In den folgenden Kapiteln lernst du weitere entzündungsfördernde Faktoren, wie Adipokine aus dem Bauchfett, kennen sowie egozentrische Bewohner unseres Darmmikrobioms. Und du erfährst, wie ein unausgeglichener Säure-Basen-Haushalt deine Gelenke so richtig sauer macht. Dass ich hier in epischer Breite über Zutatenlisten und weitere Brandbeschleuniger geschrieben habe, soll deinen Blick auf Nahrungsmittel und auf deine persönlichen Lifestyle-Faktoren schärfen. Natürlich verursacht nicht das eine Stück Salami oder die eine durchzechte Nacht direkt einen Flächenbrand. Doch leider bleibt es für gewöhnlich nicht bei der einen Wurst oder der einen feuchtfröhlichen Partynacht. Brandbeschleuniger kumulieren sich über den Tag, die Wochen, die Jahre, wenn wir uns überwiegend von industriellen Produkten ernähren.

Nicht nur die Gelenke sind betroffen

Über Arthrose, Arthritis, Fibromyalgie und Gicht haben wir bereits gesprochen und festgestellt, dass Silent Inflammations nicht nur Muskel- und Gelenkschmerz verursachen, sondern ebenfalls an den Verschleißprozessen beteiligt sind. Neben Beschwerden des Bewegungsapparates können chronische Mikroentzündungen unter anderem auch Depressionen, Übergewicht, vorzeitige Alterungsprozesse sowie Krebserkrankungen bedingen.

Doch was können wir konkret tun?

Manche Brandbeschleuniger können wir meiden, andere nicht. Du kannst dein Körpergewicht reduzieren und damit proentzündliches Bauchfett eliminieren, deinen Alkoholkonsum minimieren und mit dem Rauchen aufhören. Was nicht geht, ist, deinen Job an den Nagel zu hängen, weil sich im Großraumbüro viele Drucker befinden, die Feinstaub produzieren. Auch bei frischem Obst und Gemüse sollten wir weiterhin zugreifen, auch auf die Gefahr hin, dass es zuvor mit Pestiziden behandelt wurde. Es ist zudem nicht notwendig, alle Brandbeschleuniger restlos zu eliminieren. Denn wie wir gerade festgehalten haben, entstehen stille Entzündungen durch eine Vielzahl verschiedener Faktoren. So wie es Brandbeschleuniger gibt, stehen uns auch verschiedene Feuerlöscher zur Verfügung, um chronische Entzündungen an unseren Gelenken zu stillen.

Die Feuerlöscher

Eine abwechslungsreiche pflanzenbasierte Ernährung mit hochwertigen Omega-3-Fettsäuren (Lein-, Raps-, Walnussöl) und einem hohen Anteil von Antioxidantien reduziert entzündliche Prozesse, bremst vorzeitigen Verschleiß und hilft gegen zu viel Speck auf den Rippen. Feuerlöscher sind zum Beispiel Gewürze wie Kurkuma, Ingwer und Kreuzkümmel sowie Polyphenole in Grüntee und Anthocyane, enthalten in Obst und Gemüse mit dunkelblauer, roter und violetter Schale. Antioxidantien gelten zudem als Radikalfänger. Sie neutralisieren freie Radikale, die unsere Zellen attackieren und so an chronischen Entzündungen und der Entwicklung von Erkrankungen beteiligt sind. Die Bildung freier Radikale entsteht zum Teil auch in unserem Stoffwechsel als Abfallprodukt durch die Sauerstoffaufnahme bei der Atmung. Insofern können wir sie nicht vollständig beseitigen. Besonders wirksam gegen die radikalen Moleküle sind Selen, Zink sowie die Vitamine A, C, E und D.

Entzündungskiller bei Muskel- und Gelenkerkrankungen:

- Kurkuma, Ingwer, Fenchelsamen, Kreuzkümmel (ätherische Öle)
- Lauchgemüse (Schwefelverbindungen: Allicin, Quercetin)
- dunkle Beeren, Kirschen, Auberginen (Anthocyane)
- Rucola, Radieschen, Meerrettich (Senfölglycoside)
- Rohkakao (Flavonoide)
- Lein-, Raps-, Walnussöl (Omega-3-Fettsäuren, Vitamin E)
- Kohl und grünes Blattgemüse (Vitamin C)
- probiotische Lebensmittel (Milchsäurebakterien)

Das Mikrobiom

Für ein gesundes Mikrobiom und eine gute Balance spielen u. a. Vielfalt und Ballaststoffe eine entscheidende Rolle. Warum du nicht auf deinen Darm scheißen solltest, erfährst du hier.

In unserem Darm befinden sich viele Billionen Bakterien. Ich würde sie als multikulturelle Vereinigung bezeichnen, da sie sich aus unterschiedlichen Gattungen zusammensetzen. Diese Gesamtheit der Bakterien bezeichnen wir als Mikrobiom, in dem jede Spezies versucht, ihre eigenen Interessen durchzusetzen. Im Darm geht's also zu wie in unserer Welt auch. Und damit hören die Gemeinsamkeiten nicht auf, denn grob gesagt gibt es »gute« und »schlechte« Darmbakterien. Auch das ist ja leider bekannt. Die »Good Guys« schützen unseren Körper vor Erkrankungen. Den »Bad Guys« geht das völlig ab. Die verhalten sich wie eine offene Hose nach dem Motto »nach mir die Sintflut«. Sie produzieren durch ihre gasenden »Aktivitäten« proentzündliche Botenstoffe, die chronische Entzündungen in unserem Organismus fördern, Krankheiten triggern und Schmerzen verstärken. Ganz offen gesprochen haben wir es also mit egozentrischen Arschgeigen zu tun …

Wenn die Balance gestört ist

Das Mikrobiom ist mit all seinen Bewohnern im Inneren des Darms angesiedelt. Neben ihrer verdauungsfördernden Funktion schützen die guten Bakterien unseren Körper vor infektiösen Erregern, schädlichen Nahrungsbestandteilen und somit vor Erkrankungen. Damit bilden sie den ersten Schutzschild unseres Abwehrsystems gegen die Außenwelt. Um die Darmbakterien herum befindet sich die Darmschleimhaut (Mucosa), die das Verdauungssystem von innen auskleidet. Sie dient unserem Körper in zweiter Instanz als schützende Barriere. Besiedeln zu viele schlechte Bewohner unseren Darm, durchlöchern die von ihnen produzierten entzündlichen Botenstoffe unsere Darmschleimhaut wie ein Schweizer Käse (Leaky Gut). Hierdurch wird die Schutzfunktion der Darmschleimhaut gegen schädliche Substanzen stark gestört, sodass diese auch die dritte Schutzschicht, die unter der Mucosa liegenden Immunzellen (etwa 80 Prozent des Immunsystems befinden sich im

Darm!), schädigen. Sind all diese schützenden Elemente beschädigt, entstehen weitere Entzündungsprozesse im gesamten Körper, die den Verlauf von Erkrankungen des Bewegungsapparates ungünstig beeinflussen. Fast allen Gelenkerkrankungen liegen chronische Mikroentzündungen durch ein gestörtes Immunsystem zugrunde.

Das zeigt, wie wichtig ein gesundes Mikrobiom für unser Immunsystem und letztlich für unsere Gelenke ist. Unser Mikrobiom ist also quasi die Schaltzentrale: Hier wird über Krankheit oder Gesundheit entschieden.

Vielfalt ist das Ziel

Über jedes Bakterium und seine Funktion einzeln zu sprechen, würde aus diesem Ratgeber einen langweiligen, trockenen Schinken machen. Und Schinken gilt es ja zu vermeiden. Und sinnvoll wäre es ohnehin nicht, weil nicht alle Bakterienstämme mit allen Beschwerden in Verbindung stehen. Entscheidend ist, das Grundprinzip des Mikrobioms zu verstehen, und das lautet: Diversity. Vielfalt ist ausschlaggebend für ein gesundes Mikrobiom und somit die gesamte Gesundheit.

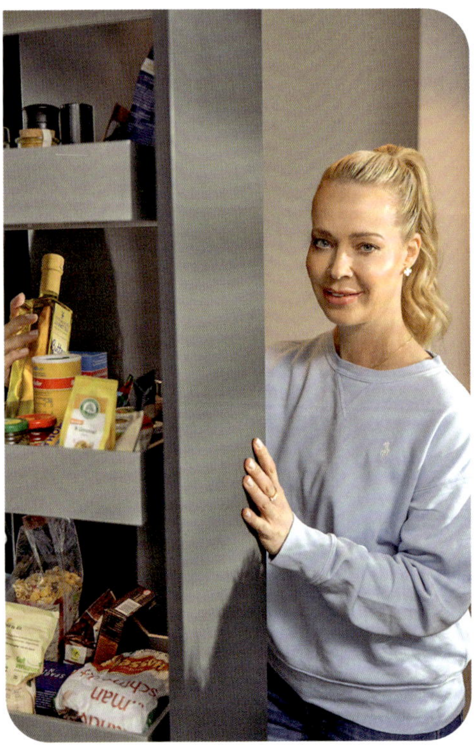

Die guten Darmbakterien füttern

Um die Artenvielfalt zu erhöhen, müssen die guten Darmbakterien gefüttert werden, damit sich ihre Populationen im Darm vermehren können. Nach dem Motto »Oben sticht unten« vertreiben sie dann die stinkstiefeligen Bewohner. Für die Zusammensetzung unseres Mikrobioms ist wieder einmal unsere Ernährung ausschlaggebend. Und wieder einmal kommt der westlich geprägte Lifestyle nicht gut weg, denn chronischer Stress, industrielle Ernährung und Alkohol vernichten die guten und füttern die schlechten Darmbakterien. So eine Scheiße!

Auch eine einseitige Ernährung lässt die Artenvielfalt verkümmern, selbst wenn die einzelnen Komponenten an sich gesund sind. Kleines Beispiel: Du könntest für Haferflocken sterben und futterst kaum ein anderes Getreide. Morgens Overnight Oats, mittags Porridge und am Nachmittag noch mal ein paar Hafercookies. Das freut zwar die Bakterien, die Haferflocken genauso lieben wie du. Alle anderen Gattungen, die sich von Kartoffeln oder Dinkel-Vollkornbrot ernähren, lässt du jedoch schlichtweg verhungern.

Der genaue Blick lohnt sich

Um gezielt herauszufinden, wie du dein Mikrobiom über die Ernährung und Nahrungsergänzung beeinflussen kannst, bieten sich Stuhluntersuchungen an, die Aufschluss über die Zusammensetzung deiner bakteriellen Mitbewohner liefern. Denn jedes Mikrobiom ist einzigartig und individuell. Aber bitte Finger weg von Selbsttests aus dem Internet! Um zuverlässige Aussagen zu erhalten, gibt es Immunlabore, die mit deinem Arzt kooperieren.

Der Forschungsstand

Noch ist einiges unklar in der Forschung über unsere Darmbewohner. Es gibt aber bereits eindeutig wissenschaftlich gesicherte Erkenntnisse über den Zusammenhang zwischen dem Mikrobiom und rheumatischen Erkrankungen, Übergewicht, Fibromyalgie und den Verlauf einer Arthrose. Auf das Mikrobiom einen Scheiß zu geben, wäre somit ein großer Fehler.

Forscher der Harvard University fanden beispielsweise heraus, dass es bei einer Umstellung von einer fleischlastigen auf eine pflanzliche Ernährung bereits innerhalb der ersten 24 Stunden (!) zu einer Zunahme der Bakterienstämme kommt (Lactobazillen, Bifidobakterien), die schützende, entzündungshemmende Funktionen haben. Weitere Studien zeigten, dass sich durch das Intervallfasten die Artenvielfalt der guten Darmbakterien deutlich erhöht und eine wenig industriell geprägte Ernährung mit täglich zugeführten Prä- und Probiotika die Zusammensetzung des Mikrobioms weiter optimiert. Das liegt unter anderem daran, dass die guten Darmbakterien Ballaststoffe feiern. Und auf der Party tanzen wir doch gerne mit.

Das Mikrobiom liebt Ballaststoffe

Ballaststoffe befinden sich ausschließlich in pflanzlichen Nahrungsmitteln, besonders in Vollkorngetreide, Gemüse, Hülsenfrüchten und Nüssen. Von der Deutschen Gesellschaft für Ernährung (DGE) wird eine zugeführte Mindestmenge von 30 g Ballaststoffen pro Tag empfohlen. Denn Ballaststoffe quellen im Darm in Kombination mit ausreichend Flüssigkeit auf, lockern den Stuhl und beschleunigen den Abtransport schädlicher Substanzen aus unserem Körper.

Man unterscheidet zwei Arten: die wasserunlöslichen Ballaststoffe, die lange satt und den Stuhl weicher machen, sowie die löslichen Faserstoffe, die Präbiotika. Unsere guten Darmbakterien lechzen nach solchen präbiotischen Ballaststoffen wie Inulin, Beta-Glucanen und Oligofructose. Du findest sie in Haferflocken, Chicorée, Artischocken oder in der Schale von Äpfeln (Pektin). Probiotika, auch beliebt bei den guten Darmbakterien, gibt's in Form von Pillen und Pulvern. Sie können ebenfalls hilfreich sein für ein gesundes Mikrobiom. Allerdings kommen sie auch natürlich in unserer Ernährung vor: Sauerkraut ist das Lieblingsfutter der Good Guys durch seinen hohen Vitamin-C-Gehalt, die enthaltenen Senföle und probiotischen Bakterien. Das Sauerkraut bitte nicht erhitzen, da das Vitamin C durch hohe Temperaturen zerstört wird. Auch eingelegte Gurken (gehen auch gut als Snack zwischendurch!), Maiskölbchen, Zwiebeln, Kombucha und Kimchi fördern das Wachstum der guten Community. In manchen Situationen kann es sinnvoll sein, über einen bestimmten Zeitraum zusätzlich Probiotika einzunehmen. Allerdings nur, wenn eine Stuhl- bzw. Mikrobiomanalyse den Bedarf aufgezeigt hat.

Basische Lebensmittel

Nicht zuletzt liefert eine basisch orientierte Ernährung (Seite 61) Premium-Kraftfutter für die guten Darmbewohner. Den schlechten Darmbakterien bleiben basenbildende pflanzliche Lebensmittel, Gewürze und Kräuter hingegen im Halse stecken und sie gehen jämmerlich zugrunde. Und mit ihnen müssen wir wirklich kein Mitleid haben.

Meine Empfehlung für ein gesundes Mikrobiom

- pflanzenbasierte basische Vollwerternährung (Ballaststoffe!)
- Intervallfasten, ggf. Heilfasten für den Beginn
- mindestens 2 bis 2,5 l Wasser oder ungesüßte Kräutertees am Tag trinken
- gut kauen und Essen gründlich einspeicheln (fördert die Verdauung)
- wie immer Haushaltszucker, Süßstoffe und Alkohol reduzieren
- Bitterstoffe zu sich nehmen (Fenchel, Radicchio, Rucola, Chicorée)
- Prä- und Probiotika verzehren (Sauerkraut, Haferflocken, Lauchgemüse, Vollkorngetreide)
- ggf. Einnahme von Probiotika-Präparaten nach Mikrobiomuntersuchung beim Doc
- relaxen (Entspannungsverfahren)

Gewichtsreduktion

Zu viel Fett ist nicht so nett – diese These ist dir in diesem Buch ja schon häufiger begegnet. Doch warum ist das so und wie werden wir die Pfunde los?

Neben der Ernährungsumstellung und regelmäßiger Bewegung ist die Reduktion von Übergewicht ein entscheidender, wenn auch wenig überraschender Faktor, um Gelenkschmerzen zu lindern.

Gelenke unter Druck

Dass Fett nicht nett ist zu deinen Gelenken, ist längst kein Geheimnis mehr und hat zwei Gründe: Ein hohes Körpergewicht steigert die Drucklast auf deine Gelenke. Das zeigt auch die Statistik: Jede 4. Gelenkersatz-Operation an der Hüfte und 2 von 3 »künstlichen« Kniegelenken sind auf Übergewicht zurückzuführen. Studien machen aber auch Hoffnung: Eine Gewichtsabnahme kann Arthrose-Symptome deutlich mindern und erzielte die besten Erfolge bei Personen, die mindestens 10 Prozent ihres Körpergewichtes verloren. Sie hatten die beste Knorpelqualität von allen Studienteilnehmern, und das überrascht nicht unbedingt. Auf unseren Knien lastet bei bestimmten Bewegungen ein Vielfaches, teilweise das 6-Fache unseres Körpergewichts. Bei 70 kg drücken also bis zu 420 kg auf unsere Knie, bei 63 kg (10 Prozent Gewicht verloren) verringert sich die Last schon auf 378 kg. Ein großer Unterschied mit Blick auf die mechanische Belastung unserer Gelenkknorpel.

Die Sache mit dem viszeralen Fett

Jetzt wieg dich aber nicht in Sicherheit, wenn du unter einer Arthrose deiner Hände leidest und schelmisch denkst: »Glück gehabt, da muss mein Speck wohl nicht weg, meine Beschwerden können ja nicht am Gewicht liegen.« Hier kommt leider der zweite Grund ins Spiel, warum Fett(-gewebe) nichts Nettes im Schilde führt. Wie ich schon in den vorherigen Kapiteln angekündigt habe, ist besonders das Bauchfett (viszerales Fettgewebe) geradezu unhöflich zu Knochen, Muskeln und Gelenken. Denn viszerales Fett ist eine hochproduktive rauchende Hormonfabrik, die unerschöpflich entzündungsfördernde Botenstoffe (Adipokine) produziert. Ähnlich unangenehm wie die Flut an Purinen oder Stinkstiefel-Darmbewohnern.

Unser Stoffwechsel verteilt dann die Adipokine im gesamten Körper wie rauchende Abgase aus riesigen industriellen Schornsteinen, wo die Botenstoffe dann zu chronischen Mikroentzündungen führen. Logischerweise verschlechtern die Adipokine den Verlauf von Arthrose, Stoffwechselkrankheiten wie Gicht und Osteoporose sowie anderen rheumatischen Erkrankungen. Auch Schmerzen deiner Muskulatur werden von den kleinen gemeinen Hormonen so richtig angefeuert. Somit lohnt es sich, auch wenn du nicht von einer Arthrose der Hüft- und Kniegelenke betroffen bist, Bauchfett zu reduzieren, um Schmerzen zu lindern und den Knorpelabbau zu bremsen.

Meine 5 Strategien zur nachhaltigen Gewichtsreduktion

Keine Breaking News: Wer seinem Körper weniger Energie zuführt, als er verbraucht, nimmt langfristig an Körpergewicht ab. Eigentlich simpel und doch wiederum schwierig. Es gibt aber auch Übergewichtige, die gar nicht ungesund oder übermäßig essen. Trotzdem nehmen sie nicht ab. Die Gründe hierfür reichen von einer unspezifischen Trägheit des Stoffwechsels über die Einnahme von Medikamenten bis zum Ungleichgewicht des Mikrobioms. Aber auch falsche Ernährungsstrategien können deinen Abnehmerfolg behindern. Hier meine Tipps.

Schon gewusst?

Als »ideal« gilt bei Frauen ein Bauchumfang von unter 80 cm, bei Männern sollte er unter 94 cm liegen. Bei allem darüber steigt das Risiko für verschiedene Erkrankung durch die freigesetzten Entzündungsbotenstoffe. Um ein mögliches Risiko zu ermitteln, misst du deinen Bauchumfang auf Höhe deines Bauchnabels vor dem Frühstück mit einem Maßband.

1. Bleib clean: Ernähre dich pflanzenbasiert

Eine cleane pflanzenbasierte Ernährung ist der Masterplan für eine erfolgreiche Gewichtsreduktion. Das kann dich an dieser Stelle nicht mehr aus den Socken hauen. Wir wiederholen trotzdem noch mal kurz: viel Obst und Gemüse, wenige industrielle und tierische Lebensmittel. Und jetzt werden wir wieder spezifisch: Greife täglich zu Bitterstoffen. Sie sind natürliche Fettkiller, weil sie die Produktion von Verdauungsenzymen und somit die Fettverdauung ankurbeln. Gleichzeitig hemmen sie Heißhunger auf Süßes, halten länger satt und stärken unser Mikrobiom. Die guten Darmbakterien lieben z. B. Rucola, Radicchio und Oliven. Im Gegenzug reduzieren wir bei einer cleanen Ernährung die Zufuhr typischer Dickmacher wie Alkohol und Zucker, denn die liefern nichts als leere Kalorien und einen äußerst ernüchternden Blick auf die Waage am nächsten Morgen.

2. Weniger schlechte Carbs

Für alle, die langfristig ihr Körpergewicht reduzieren wollen, kann eine abendliche pflanzenbasierte Low-Carb-Ernährung geeignet sein. Durch die Reduktion von einfachen Kohlenhydraten zur späten Stunde werden Insulinspitzen vermieden.

Wichtig: Bitte nicht von Low in No Carb abdriften, denn unser Körper benötigt vor allem morgens komplexe Kohlenhydrate. Ohne sie können wir nicht denken und handeln. Um Körpergewicht zu reduzieren, kommt es nicht nur auf die Reduktion, sondern auch auf die Quellen der Kohlenhydrate und den Zeitpunkt des Verzehrs an. Bevorzuge deshalb komplexe Carbs aus Vollkorngetreide am Morgen und Mittag. Wähle für deine Abendmahlzeit zum Beispiel Gerichte aus dem Rezeptteil, die als Low Carb gekennzeichnet sind.

3. Trinke regelmäßig

Klingt banal, wenn man's ignoriert, ist's aber fatal. Oft verwechseln wir Hungergefühle mit Durst oder essen aus Langeweile. Halte inne und trinke erst mal ein Glas Wasser oder ungesüßten Kräutertee, bevor du sofort die Chipstüte killst.

4. Gönn dir (Essens-)Pausen

Für den Beginn deiner Ernährungsumstellung kann eine Heilfastenkur (Seite 64) als Reset der Körperfunktionen sinnvoll sein. Sie ist jedoch nicht zur dauerhaften Gewichtsreduktion geeignet. Nachhaltig wirkt hingegen das Intervallfasten (Seite 66). Nicht nur überflüssige Pfunde purzeln, durch die Nahrungspausen werden nachweislich schmerzhafte Entzündungen an den Gelenken gemindert, weil körpereigene Reparaturprozesse in Fahrt kommen.

5. Ausgeglichen statt radikal

Einseitige radikale Ernährungsformen sind auf Dauer nicht durchhaltbar. Der Rebound-Effekt (Jo-Jo-Effekt) tritt so sicher ein, wie die monatliche Kreditkartenrechnung hereinflattert. Während einer radikalen Diät schaltet der Stoffwechsel nämlich in eine Art Notbetrieb. Dieser Krisenmodus führt dazu, dass nach der Diät die Fettspeicher völlig übertrieben aufgefüllt werden.

PS: Vermisst du jetzt den Tipp »Treibe viel Sport«? Die Wissenschaft belegt, dass eine erfolgreiche Gewichtsabnahme zu 80 Prozent von deiner Ernährung und nur zu 20 Prozent von Sport sowie genetischen Faktoren abhängig ist. Damit will ich dich nicht zu einem unbewegten Leben auffordern, denn durch regelmäßige Bewegung bleiben deine Muskeln munter und die Gelenkknorpel knackig. Um Körpergewicht zu reduzieren, ist Sport allein jedoch nicht das Allheilmittel.

Gewicht verloren, OP vermieden, Beschwerden besiegt

Das Zusammenspiel aus einer multimodalen Behandlung mit einer Ernährungsumstellung und Gewichtsreduktion hat Ingrid Damson eine Knieprothese erspart.

Frau Damson, Ihre Geschichte macht mich nicht nur als Ärztin glücklich. Erzählen Sie einmal, warum wir uns kennengelernt haben.

Ingrid Damson: Bei mir haben sich starke Schmerzen im Knie entwickelt, die mich immer mehr eingeschränkt haben. Das Treppensteigen fiel mir schwer, auch das Gassigehen mit dem Hund wurde kompliziert. Ein Orthopäde riet mir 2021 zu einer Knie-Vollprothese, der OP-Termin stand schon. Zum Glück habe ich mir noch eine zweite Meinung in Ihrer Praxis geholt. Bei einer Akupunktursitzung haben wir uns dann kennengelernt. Sie haben mein Knie untersucht und bestätigt, dass eine OP definitiv noch nicht nötig sei.

Sie haben sich nicht nur von mir behandeln lassen, sondern wurden selbst aktiv und haben Ihre Ernährung umgestellt.

ID: Das stimmt. Gewichtsabnahme war bei mir ein Leben lang ein Thema, da ich einfach eine Veranlagung zu Übergewicht habe. Meinem Mann wurde Ende 2021 zeitgleich von seinem Arzt eine Gewichtsreduktion empfohlen. Allerdings eine Variante, bei der man komplett auf Kohlenhydrate verzichten sollte. Das ist schwierig. Wir essen gerne Brot, Kartoffeln und Nudeln.

Wir beide haben uns deshalb das Thema Ernährung gemeinsam angeschaut und für Sie eine passende Lösung finden können.

ID: Genau, und ich konnte schon einige wichtige Dinge aus Ihrem Buch »Natürlich schlank – gesund abnehmen mit Clean

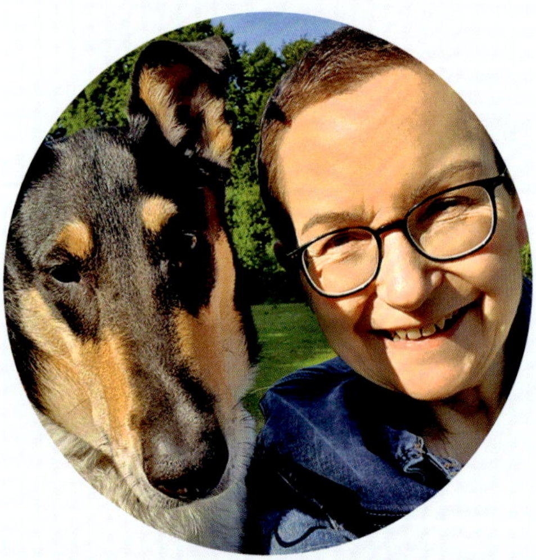

Eating« mitnehmen, die genau zu mir passen. Zum Beispiel das 80:20-Prinzip und die Tatsache, dass man gar nicht auf Kohlenhydrate verzichten muss. Ich kannte mich auch schon gut mit den Weight Watchers aus, die genau wie Sie auch kein starres Konzept verfolgen. Also habe ich beides miteinander kombiniert und schnell erste Erfolge erzielt. Ich reduziere bewusst Zucker und ungesunde Fette, verbiete mir aber nichts. Das hat mir die Umstellung leicht gemacht.

Wie geht's Ihnen knapp 2 Jahre später?

ID: Mittlerweile habe ich 27 Kilogramm abgenommen und mein Idealgewicht (60 kg bei 1,60 m) erreicht. Schon als ich 10 Kilo verloren hatte, habe ich beim Treppensteigen gespürt, welche Last da von mir weicht. Quasi ein 10-Kilo-Sack-Katzenstreu, den man ständig mit sich herumgeschleppt hat. Ich kann mich wieder frei bewegen, bin im Urlaub größere Runden mit 24.000 Schritten am Tag gelaufen – dank der Ernährungsumstellung, der Gewichtsabnahme und der konservativen Behandlungen in Ihrer Praxis, einer Orthese und – ganz wichtig – Physiotherapie: Ich habe eine wunderbare Therapeutin, die mir viele kreative Übungen für mehr Stabilität gezeigt hat. Ich bin zuversichtlich, dass ich die OP noch jahrelang vermeiden kann, obwohl mein Knie schon massiv durch die Arthrose geschädigt ist.

Doc Diessners Tipp

Brot ist nicht pauschal der Endgegner für gesunde Gelenke. Es kommt ganz drauf an, was darin steckt. Wähle stets die Vollkornvarianten, denn in diesen sind die wertvollen Ballast- und Mikronährstoffe des vollen Korns noch enthalten. Frag auch beim Bäcker nach Inhaltsstoffen: Nicht jedes Brot mit dunkler Kruste ist automatisch ein Vollkornprodukt. Die dunkle Farbe entsteht häufig durch die Zugabe eines Karamellsirup-Fakes oder Malzextrakts. Ein Vollkornbrot muss mindestens einen Vollkorngetreideanteil von 90 Prozent aufweisen, ein Mehrkornbrot hingegen nur die Voraussetzung erfüllen, dass es aus mindestens drei verschiedenen Kornarten besteht.
Ein gelenkfreundliches und gesundes Saatenbrot findest du auch im Rezeptteil (S. 99).

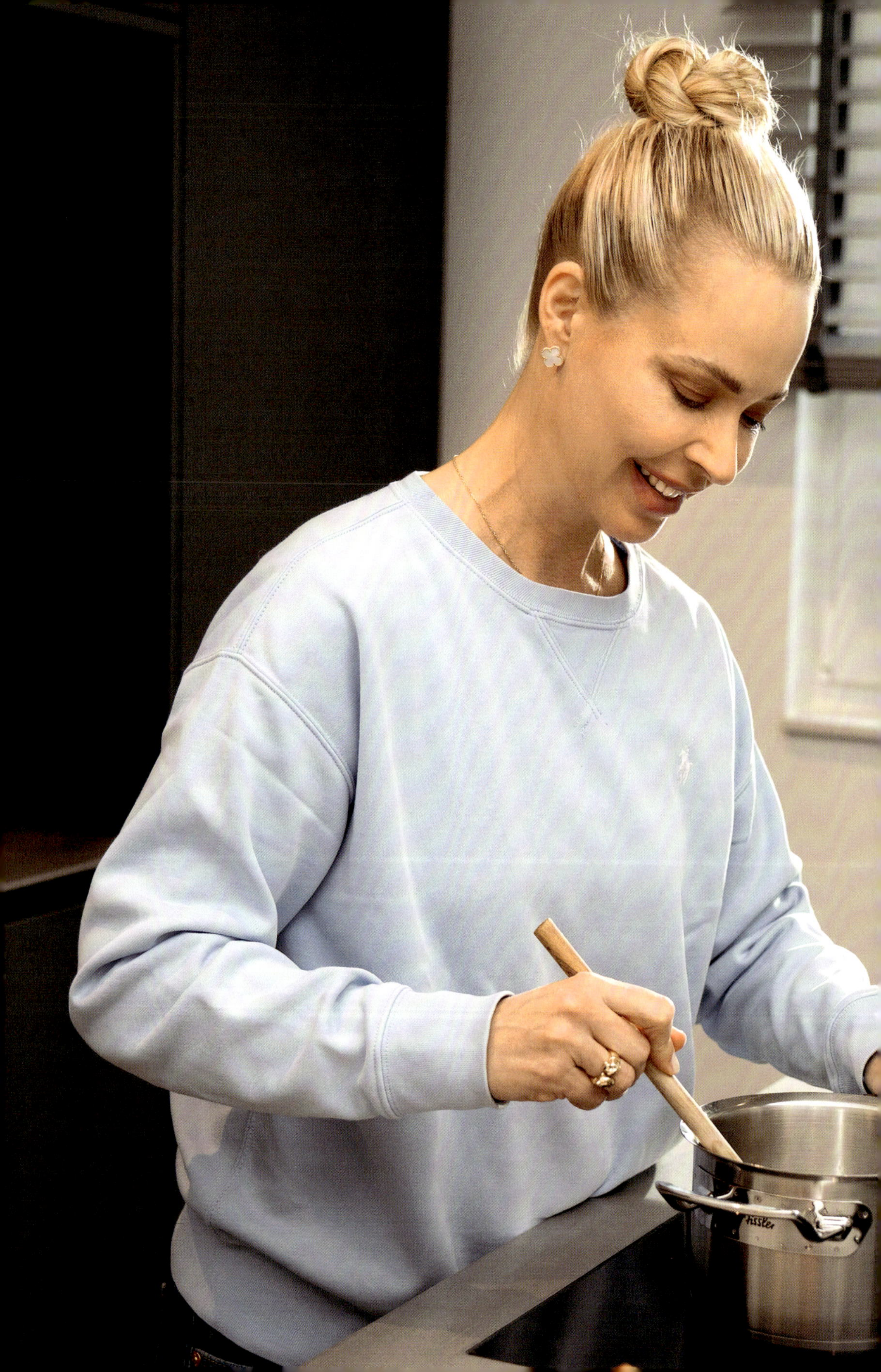

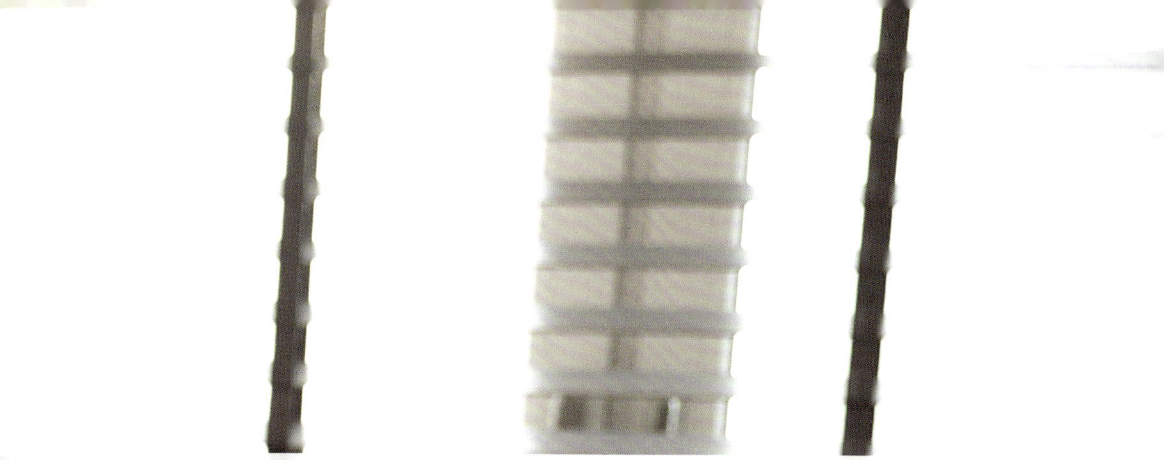

Ernährung für schmerzfreie Gelenke

Wie du gesehen hast, ist die Ernährung einer der wirksamsten Schlüssel zu gesunden und schmerzfreien Gelenken. Jetzt erfährst du konkret, wie du sie an deine individuelle Situation anpassen kannst.

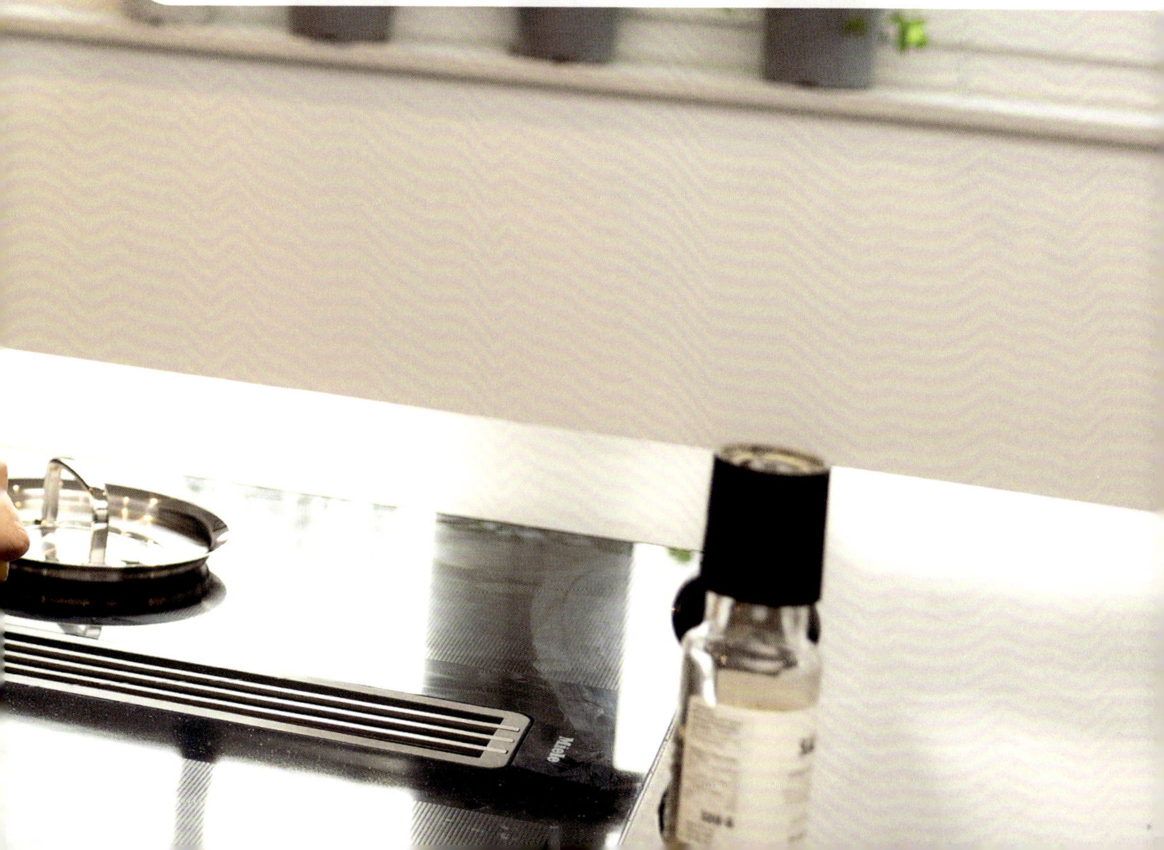

Ernährungsumstellung leicht gemacht

Hermann Hesse schrieb: »Und jedem Anfang wohnt ein Zauber inne, der uns beschützt und der uns hilft, zu leben«. Weniger philosophisch, jedoch mit handfesten Tipps geht's nun für deine erfolgreiche Ernährungsumstellung heiter weiter.

Sich überwiegend pflanzlich und natürlich zu ernähren, erscheint vielleicht als große Challenge. Bleib motiviert: Wenn du bereit bist, alte Gewohnheiten über Bord zu werfen und dich auf etwas Neues einzulassen, wirst du bereits nach wenigen Wochen die Lorbeeren ernten, deren Blätter übrigens rheumatische Beschwerden lindern. Dein Körper bedankt sich mit schmelzenden Pfunden und der hartnäckige Gelenkschmerz verabschiedet sich.

Diese Tricks helfen

Step by Step Viele Menschen fordern ständig Höchstleistung von Körper und Geist. Doch zu hohe Ambitionen sind auf Dauer nicht durchhaltbar. Verändere deine Ernährung Schritt für Schritt. So hat dein Verdauungstrakt Zeit, sich an die ballaststoffreichere Ernährung zu gewöhnen. Eine Ernährungsumstellung ist ein langfristiges Projekt. Es braucht 3 bis 4 Wochen, bis sich die Mikronährstoffspeicher wieder auffüllen und die Gelenkschmerzen den Rückzug antreten. Um die Effekte zu beschleunigen, kannst du zu Beginn deiner Ernährungsumstellung mit Fastentagen (Seite 64) starten.

Das Bauchgefühl Kalorienzählen und nach einem strikten Diätplan leben war gestern. Hör auf dein Bauchgefühl und beobachte die Signale deines Körpers. Er zeigt dir zuverlässig an, welche Nahrungsmittel ihm besonders schmecken.

Koche selbst Gesund schmeckt langweilig und Selberkochen ist aufwendig? Dann freu dich auf meine Rezepte (ab Seite 89). Industrielle Zusatzstoffe und Säurebildner (Zucker!), die oft in Fertiggerichten stecken, machen deine Gelenke sauer und werden daher durch frische Kräuter und Gewürze ersetzt.

Meal Prep Darunter versteht man das Vorbereiten von Essen. So kannst du Einkäufe bündeln (Einkaufsliste Seite 86) und Arbeitszeit verkürzen. Durch Planung deiner Mahlzeiten werden die Lebensmittel tatsächlich verwendet und landen nicht verschimmelt im Müll. Für den Transport empfehle ich dir hochwertige Edelstahlboxen. Sie sind lebensmittelecht und geben keine gesundheitsgefährdenden Stoffe ab.

Schluss mit Verboten Essen dient nicht nur der Versorgung des Körpers mit Nährstoffen, es bildet auch Gemeinschaft. Mal ein Glas Wein zur Pasta mit der Freundin oder ein Becher Eis an einem Sommertag: Essen soll Freude machen. Deshalb funktioniert eine Ernährungsumstellung nur, wenn du auch mal über die Stränge schlagen darfst. Ein asketischer Lebensstil macht Gelenke und Stimmung nicht fröhlich. Wie heißt es so schön? Die Dosis macht das Gift.

Genieße die Extras Verwechsle Genussmittel nicht mit gesunden Lebensmitteln, sondern sieh sie als Bonus an. Wenn dir mal nach einer süßen Verführung ist, stopfe diese nicht schnell oder sogar heimlich in dich hinein. Ein Klassiker: Die Sofaritze oder der Hygieneabfalleimer im Bad sind beliebte Verstecke für Schoko-Papierchen. Genieße mit allen Sinnen, leg das Handy zur Seite und schalte TV und schlechtes Gewissen auf OFF.

Dos & Don’ts für gesunde Gelenke und kräftige Knochen

Du weißt nun, welche Lifestyle-Faktoren Entzündungen in deinen Gelenken entfachen, aber auch, wie du über deine Ernährung Heilungsprozesse beschleunigst, Schmerzen linderst und dauerhaft Körpergewicht reduzieren kannst. Das sind eine ganze Menge Informationen. Deshalb bekommst du hier noch einmal eine Zusammenfassung der wichtigsten Lebensmittelgruppen für gesunde Gelenke und ein schmerzfreies Leben. Denn: In der Kürze steckt bekanntlich die Würze.

Premiumfutter für deine Gelenke	Futter für die Mülltonne
frisches oder TK-Obst und -Gemüse (saisonal)	zerkochtes Dosengemüse oder -obst
Kräuter und Gewürze (Kurkuma, Chili, Petersilie)	Haushaltszucker und Süßstoffe
kieselsäurereiche Vollkornprodukte (Haferflocken, Hirse)	leere Weißmehlprodukte
antioxidantienreiche dunkle Beeren	exotische, verarbeitete Superfoods
Nüsse und Samen	gesalzene Nüsse aus der Dose
Hülsenfrüchte (pflanzliche Proteine)	Fleisch- und Wurstwaren (rotes Fleisch!)
selbst gebackene Vollkornbrote	abgepackte Fertigbackwaren
Pflanzenöle (Lein-, Raps-, Olivenöl)	Sonnenblumenöl, Margarine, Butter
fermentierte Lebensmittel	Fertigprodukte, Junkfood
Pflanzendrinks ohne Zusätze	Kuhmilchprodukte und gezuckerte Pflanzendrinks
Wasser, ungesüßter Kräutertee, Grüntee	Soft- und Energydrinks, Alkohol

Methoden im Überblick

Es gibt verschiedene Strategien für eine gelenkgesunde Ernährung. Das kann der Griff zu Lebensmitteln mit einem hohen Mikronährstoffgehalt sein oder auch Fasten. Entscheidend ist, eine Sensibilität für Nahrung und den eigenen Körper zu entwickeln.

80:20-Prinzip: Absoluter Verzicht ist keine Pflicht

Juhu – weitere gute Nachrichten, wenn es um die beste Ernährung für unsere Gelenke geht! Gesund essen und dabei auf nichts verzichten? Ist nicht zu schön, um wahr zu sein. Natürlich ist es bei deiner Ernährungsumstellung wichtig, bestimmte Grundsätze zu beachten. Aber gleichzeitig gilt auch: Ausnahmen bestätigen die Regel. Das 80:20-Prinzip entspricht genau diesem Ansatz.

Bau bewusst Ausnahmen ein

Je mehr wir verzichten, desto größer das Verlangen. Mir geht es da vermutlich ähnlich wie dir auch. Nach einem arbeitsreichen Tag in der Praxis esse ich gerne mal ein Stück Schokolade oder ein Eis, und das gönne ich mir auch. Seitdem ich mich clean ernähre, folge ich diesem Prinzip. Denn ständige Verbote machen unglücklich. Wenn du langfristig nicht happy bist, leidet dein Immunsystem und du wirst irgendwann krank. Dauerverzicht führt jedoch nicht nur zu einer herabgesetzten Immunfunktion, sondern genauso zu unkontrollierten Heißhungerattacken, bei denen du dir große Mengen an Brandbeschleunigern einverleibst. Gigantische Ausmaße haben dann nicht nur die chronischen Mikroentzündungen in deinen Gelenken, auch die Zahl auf dem Display deiner Waage steigt beträchtlich an.

Das 80:20-Prinzip zeigt, dass eine gesunde Ernährung niemals im Verzicht, vielmehr in einem schlau durchdachten Lifestyle liegt. Deine Gesundheit veränderst du dauerhaft ausschließlich ohne strikte Verbote. Deshalb geht's in diesem Buch nicht um Verzicht und schon gar nicht um totale Askese. Eine Ausnahme ist da wohl nur die Zigarette, aber die wird auch hoffentlich keiner essen. Und klar: Beim akuten Gichtanfall sollte jeder erst mal dringend auf weitere Purine verzichten (wollen). Die Schmerzen lassen in solchen Momenten auch leider keine zwei Meinungen zu.

Und so funktioniert das Prinzip

Mein Anliegen ist, dir nicht nur eine Sensibilität für die Qualität und Herkunft deiner Nahrung zu vermitteln. Genauso wichtig ist dein Ernährungsverhalten. Die Umsetzung der 80:20-Regel kannst du flexibel gestalten. Du ernährst dich am Tag zu 80 Prozent von pflanzlichen entzündungshemmenden und wenig industriell verarbeiteten Lebensmitteln und zu 20 Prozent isst du, wonach dir gerade der Sinn steht.

Eine andere Variante dieser Methode besteht darin, die Woche als Ganzes zu betrachten. Bei 3 Hauptmahlzeiten pro Tag kommst du auf 21 in der Woche. Davon sind 17 Mahlzeiten »clean and green«, bei den übrigen 4 kannst du ohne Reue zuschlagen.

Säure-Basen-Haushalt: Wenn deine Gelenke sauer sind

Neben der Entstehung chronischer Mikroentzündungen werden deine Gelenke durch regelmäßigen Konsum tierischer und industriell stark verarbeiteter Produkte auch noch richtig sauer. Verantwortlich für die Verstimmung deines Getriebes ist ein Ungleichgewicht im Säure-Basen-Haushalt durch chronische Übersäuerung aufgrund ungünstiger Ernährungsgewohnheiten.

Aber was passiert da genau?

Ernähren wir uns überwiegend von diesen tierischen und industriellen Lebensmitteln, entsteht ein Säureüberschuss in unserem Körper, da solche Lebensmittel säurebildend wirken. Zwar besitzt unser Körper mit Lunge und Nieren ein Puffersystem, das den Überschuss an Säuren in unserem Blut direkt wieder ausgleicht. Allerdings eben nur im Blut, während im restlichen Gewebe ein lokaler Säureüberschuss entstehen kann. Das ist auch der Grund, warum Muskeln übersäuern und deine Gelenke mies auf deine Ernährung gestimmt sind. Anfangs nimmst du eine Übersäuerung kaum wahr, da die Symptome unspezifisch sind.

Übersäuerte Menschen beklagen häufig Müdigkeit, Bindegewebsschwäche und eine Gewichtszunahme ohne erkennbaren Grund. Zudem entstehen Schmerzen, da Muskulatur und Faszien verhärten. Die Übersäuerung von Organen und Körperstrukturen wird vor allem durch Silent Inflammations, welche auf entzündungsfördernde Nahrungsmittel zurückzuführen sind, ausgelöst.

Übersäuerung und die Gelenke

Wissenschaftliche Untersuchungen, in denen die Gelenkflüssigkeit von Studienteilnehmern unter die Lupe genommen worden war, haben gezeigt, dass bei Menschen mit einer Kniegelenksarthrose der Säureanteil doppelt so hoch war wie bei gesunden Personen. Bei Patienten mit rheumatoider Arthritis war der Anteil an Säure sogar dreifach erhöht. In weiteren Studien konnte festgestellt werden, dass Probanden, denen eine geringe Menge Säure in Gelenke injiziert wurde, starke Schmerzen an dieser Stelle entwickelten. Diese Ergebnisse bedeuten im Umkehrschluss, dass eine basisch orientierte Ernährung Gelenk- und Muskelschmerzen lindern kann. Denn die meisten regenerativen Stoffwechselprozesse laufen vorzugsweise in einem basischen Umfeld ab. So können Abfallstoffe besser abtransportiert und Nährstoffe besser aufgenommen werden.

Auch die Knochen sind betroffen

Für unsere Knochen ist ein ausgeglichener Säure-Basen-Haushalt ebenfalls essenziell. Liegt ein Säureüberschuss im Körper vor, mobilisiert er Kalzium aus seinen Speichern, um die Säuren zu neutralisieren. Diese Speicher befinden sich nur unglücklicherweise in unseren Knochen, eine Entmineralisierung der Knochen beginnt, deren Dichte nimmt ab und das Osteoporoserisiko zu.

Wie kann ein Säureüberschuss vermieden werden?

Um einer chronischen Übersäuerung entgegenzuwirken, brauchst du keine Medikamente. Das entscheidende Rädchen, an dem du drehen kannst, ist deine Ernährung. Wie du bereits weißt, braucht unser Körper nicht nur Energie. Eine pflanzenbasierte basische Ernährung mit viel frischem Obst und Gemüse (beides überwiegend basisch) verhindert die Übersäuerung unseres Körpers und somit die Entstehung von chronischen Mikroentzündungen an Muskeln und Gelenken.

Was ist eine basische, was eine saure Ernährung?

Lass dich nicht täuschen vom Geschmack der Nahrungsmittel. Die Geschmacksnote ist kein Hinweis darauf, ob ein Nahrungsmittel sauer oder basisch ist. Auch geschmacklich »neutrale« Lebensmittel wie Pasta, Reis, Backwaren aus Weißmehl oder Kuhmilch werden im Körper sauer verstoffwechselt. Eine Zitrone schmeckt dagegen zwar sauer, enthält aber nur flüchtige Säuren, sodass diese im Körper basisch wirken.

Hauptsäurebildner sind tierische Proteine und Phosphat. Die im tierischen Eiweiß enthaltenen Aminosäuren werden durch Abbauprozesse in unserem Körper zu Schwefelsäure verstoffwechselt. Zu den Säurebildnern zählen also Fleisch und Wurstwaren, Fisch, Milchprodukte und Eier. Unter den

Selbsttest: Sind deine Gelenke sauer auf dich?

Da eine lokale Übersäuerung in Muskeln und Gelenken meist unbemerkt bleibt, beantworte folgende Fragen, um zu erkennen, ob dein Bewegungsapparat schlecht auf dich zu sprechen ist. Je mehr Fragen du mit Ja beantwortest, desto wahrscheinlicher ist, dass dein Körper übersäuert ist.

Ich habe häufig Muskel- und Gelenkschmerzen. ☐ Ja / ☐ Nein

Bei mir besteht bereits eine Osteopenie oder Osteoporose. ☐ Ja / ☐ Nein

Ich leide an Magen-Darm-Beschwerden. ☐ Ja / ☐ Nein

Meine Verdauung ist schlecht. ☐ Ja / ☐ Nein

Ich leide unter Kopfschmerzen ohne Ursache. ☐ Ja / ☐ Nein

Häufig fühle ich mich unkonzentriert. ☐ Ja / ☐ Nein

Ich fühle mich ständig gestresst. ☐ Ja / ☐ Nein

Ich habe häufig Stimmungsschwankungen. ☐ Ja / ☐ Nein

Mein Immunsystem ist geschwächt (häufige Infekte). ☐ Ja / ☐ Nein

Ich fühle mich abgeschlagen. ☐ Ja / ☐ Nein

pflanzlichen Lebensmitteln sind Getreideprodukte leicht säurebildend. Deshalb solltest du Pasta und Brot nur in Maßen verzehren. Stattdessen kommen Kartoffeln auf den Tisch.

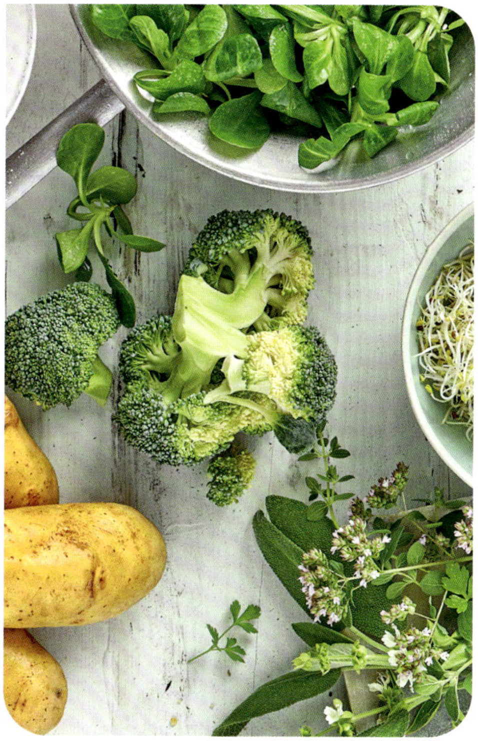

Und auch wenn's dir zum Hals heraushängt: Alkohol, vor allem hochprozentiger, stößt deinen Gelenken so richtig sauer auf. Denn beim Abbau von Alkohol verbraucht dein Körper viele basische Mineralstoffe wie Magnesium, Zink, Kalzium und Natrium. Zudem wirkt Alkohol entwässernd und mindert die Fähigkeit, Giftstoffe auszuscheiden, sodass eine Übersäuerung begünstigt wird.

Einen Ausgleich schaffen

Wenn du säurebildende Nahrungsmittel gegessen hast, gleiche den Säureüberschuss über basische Lebensmittel und Getränke wieder aus. Geeignet sind vor allem stilles Wasser und ungesüßte Kräutertees sowie Grüntee.

Auch für den Säure-Basen Haushalt gilt das Gleichgewicht und nicht die dogmatische Askese. Wende das 80:20-Prinzip ebenfalls bei einer basischen Ernährung an. Um die Gesundheit deiner Gelenke zu fördern, ist eine Ernährung von 80 Prozent basischen Nahrungsmitteln und 20 Prozent Säurebildnern empfehlenswert. 4:1 heißt es also beim Spiel Basen gegen Säuren.

Meine basischen Ernährungsempfehlungen für deine Gelenke

- Besonders basisch sind Kartoffeln, Brokkoli, Grünkohl, Feldsalat, Mango, Pfifferlinge.
- Basische Mineralstoffe stecken in Petersilie, Basilikum, Schnittlauch, Kurkuma, Zimt, Ingwer.
- Trinke basische Getränke wie Wasser und ungesüßte Kräutertees.
- Sei sparsam bei Fleisch, Wurstwaren, Fisch und Kuhmilchprodukten.
- Verzichte auf industrielle Fertigprodukte, Softdrinks und Alkohol.
- Wende das 80:20-Prinzip auf den Säure-Basen-Haushalt an.

Unterstützende Basenpräparate

Einige Studien belegen einen positiven Zusammenhang zwischen der Einnahme basischer Mineralstoffpräparate und der Linderung von Arthrose- sowie Rückenbeschwerden. Leidest du unter starken Schmerzen, probiere unterstützend Basenpräparate wie zum Beispiel Basica®.

Heilfasten: »Reset« für gesunde Gelenke

Mit einer pflanzenbasierten Ernährung reduzieren wir Übergewicht und essen automatisch weniger entzündungsfördernde Nahrung zugunsten von antientzündlichen Lebensmitteln. Das entsäuert deine Gelenke und lindert Schmerzen. Leidest du aber unter besonders starkem Gelenkschmerz oder häufigen Schüben deiner rheumatischen Erkrankung, brauchst du schnelle Hilfe. Denn Lifestyle-Änderungen und auch Nahrungsergänzungsmittel helfen nicht sofort aus der Klemme. Natürlich habe ich für solche Fälle Schmerztabletten und Cortisonspritzen in meinem Arztkoffer. Eine deutlich nebenwirkungsärmere und effektive Therapie kann jedoch das Fasten sein.

Die Geschichte dahinter

Heilfasten ist eines der ältesten Behandlungsverfahren für verschiedene Erkrankungen. Seine heilenden Wirkungen beschrieb bereits Hippokrates vor mehr als 2000 Jahren in seinen Schriften. Populär wurde das Heilfasten dann Anfang des 20. Jahrhunderts durch den deutschen Arzt Otto Buchinger. Dieser war selbst an Gelenkrheumatismus erkrankt und dadurch massiv beeinträchtigt. Damals gab es noch keine antientzündlich wirksamen Schmerztabletten oder Cortison. So dachte er sich: »Selbst ist der Mann«, und verzichtete 3 Wochen auf feste Nahrung. Die Wirkung war unglaublich. Seine Schmerzen und Gelenkentzündungen besserten sich in dieser Zeit deutlich.

Aktuelle Forschung

Nicht nur historische Erfahrungen, auch aktuelle Studien haben gezeigt, dass Fasten eine starke antirheumatische und entzündungshemmende Wirkung bei Gelenkerkrankungen hat. Zudem stößt die Methode einen schmerzlindernden Effekt direkt in den Schmerzzentren des Gehirns (Fibromyalgie, Wechseljahre) an. Auch dein gesamtes Immunsystem, welches ja zum großen Teil in deinem Verdauungstrakt beheimatet ist, wird durch das Fasten gestärkt. Es konnte nachgewiesen werden, dass sich durch Fasten das Mikrobiom erneuert und mit ihm die gesamte Darmschleimhaut. Den überwiegenden Teil dieser Phänomene haben wir einem Selbstreparaturmechanismus zu verdanken (Autophagie), der durch die Nahrungskarenz angestoßen wird. Die Regeneration setzt bei uns Frauen bereits nach 12 bis 14 Stunden ein, bei den Jungs – wie in der gesamten evolutionären Entwicklung – etwas verzögert.

Fasten ist also keine veraltete »Harakiri-Therapie«. Also bitte lege nicht das Buch zur Seite, weil du vermutest: Shit, jetzt nimmt sie mir nicht nur die Butter vom Brot, sondern auch noch die Brotscheibe. Fasten ist immer noch in vielen Köpfen negativ besetzt, da man an Glaubersalz mit Durchfall-Explosionen und psychedelische Erfahrungen im Kalorienentzugs-Nirwana denkt. Und keine Sorge: Du wirst auch nicht zur miesepetrigen Matrone mutieren, die – wenn überhaupt – nur im Keller lacht. Ganz im Gegenteil: Fasten ist die optimale Gelegenheit, deinen alten Lifestyle durch einen neuen zu ersetzen. Ein Lifestyle, der deine Gesundheit fördert und deine Schmerzen durch die Aktivierung der Selbstheilungskräfte lindert.

Eine Studie der Universitätsklinik Jena zeigte, dass der Großteil der Probanden nach einer Heilfastenkur quasi automatisch ein verändertes Ernährungsverhalten beibehielt: viele vegetarische, wenige tierische Produkte und generell kleinere Portionen. Die Studie belegte zudem, dass sich auch auf längere Sicht Verschleißprozesse durch die Ernährungsumstellung positiv beeinflussen ließen. Das gelingt beim Heilfasten, indem du deinen Körper innerhalb weniger Tage auf null setzt und einen »Reset« erschaffst: für deine Muskeln und Gelenke bei akuten und chronischen Schmerzen.

Was passiert beim Fasten?

Einerseits wird dein Körper entlastet, weil du keine toxischen Stoffe (Weißmehl, Zusätze, Zucker, Alkohol, rotes Fleisch) mehr zuführst. Das fördert die Regeneration deiner Zellen. Hinzu kommt, dass die im Körper vorhandene entzündungsfördernde Arachidonsäure innerhalb weniger Tage abgebaut wird und Entzündungsprozesse unterbunden werden. Ein weiteres Plus: Auch wenn eine Gewichtsreduktion nicht primär das Ziel des Heilfastens ist, werden die Gelenke durch die schnelle Entwässerung zügig entlastet. Selbst die Bauchspeicheldrüse wird in eine Wellnesswoche geschickt, sodass sich die Insulinausschüttung reguliert. Ein zu hoher Insulinspiegel verhindert nämlich den Fettabbau, fördert Heißhungerattacken und somit eine chronische Gewichtszunahme.

Heilfasten und die Gelenke

Ernährungsmedizinisch hat das Fasten bei der Behandlung von schmerzhaften Gelenkerkrankungen und Muskelschmerzen den größten Akuteffekt. Um die Beschwerden maximal zu reduzieren, werden je nach Ausgangsgewicht zwischen 7 und 14 Fastentage empfohlen. Die vollständige Nahrungsabstinenz sollte aber nicht länger als 3 bis 7 Tage andauern und tierische Produkte im Anschluss zunächst weiter gemieden werden. Das verlängert den Fasteneffekt.

Kommen wir noch einmal kurz auf die Studie der Universitätsklinik Jena zurück: Sie zeigte ebenfalls, dass degenerativ bedingte Gelenkschmerzen sich durch Heilfasten wirksam reduzieren lassen. Beim ärztlich kontrollierten Saftfasten gingen nach 15 Tagen die Schmerzen in den Gelenken zurück, die Gelenkfunktion verbesserte sich und das Wohlbefinden der Patienten wurde somit gesteigert. Dieser positive Effekt hielt sogar noch 3 Monate nach Abschluss der 15-tägigen Fasten-Saftkur an. Arthrosepatienten konnten laut der Studie durch Heilfasten auf ihre täglichen Schmerzmedikamente verzichten oder die Dosis verringern. Bei Patienten mit rheumatoider Arthritis konnte in anderen Studien bereits nach 7 Tagen ein Rückgang der Gelenkschwellungen und Entzündungswerte im Blut festgestellt werden.

Wie soll ich das Fasten angehen?

Ich hoffe, dass ich dich mit diesem Kapitel verführen kann, die großartigen Wirkungen des Fastens am eigenen Körper zu erleben. Aber bitte nicht in übereilten Selbstaktionismus verfallen und ab morgen in den Hungerstreik treten. Heilfasten gehört in ärztliche Begleitung. Erarbeite mit deinem

Doc ein Fastenkonzept, das zu deinem Ausgangsstatus und deinem Alltag passt. Vor allem sind Vorerkrankungen (Gicht, Diabetes), die Einnahme von Medikamenten, deine mentale Gesundheit und die Gesamtkonstitution zu beachten. Berücksichtigen sollte man auch, dass unser Körper ab dem dritten Fastentag Muskeleiweiß verliert. Das ist vor allem in höherem Lebensalter ein Faktor, dem man mit einem Aufbautraining entgegenwirken muss. Achte während der Fastentage zudem auf eine ausreichende Flüssigkeitszufuhr: am besten bis zu 3 Liter stilles Wasser oder ungesüßte Kräutertees pro Tag trinken, um deinen Stoffwechsel anzukurbeln und giftige Schlackenstoffe auszuscheiden.

Niemand kann und sollte lebenslang fasten, auch wenn die Wirkung des Fastens zeitweise noch so positiv für Stimmung und Gelenke ist. Nach der Fastenzeit ist also vor der Ernährungsumstellung.

Vorteile des Heilfastens:

- verminderte Produktion von Prostaglandinen (entzündliche Botenstoffe)
- vermehrte Freisetzung antientzündlicher Botenstoffe
- Schmerzmodulation durch Hemmung von Schmerzrezeptoren
- Druckentlastung der Gelenke durch Entwässerung
- Förderung der Autophagie (körpereigene Zellregeneration)
- Aufbau eines gesunden Mikrobioms
- Stärkung des Immunsystems
- erhöhte Ausschüttung von Serotonin (Glückshormon!)

Intervallfasten: Wenn weniger mehr ist

Bei Gelenkerkrankungen und chronischen Schmerzen ist manchmal weniger mehr. Im Gegensatz zum Heilfasten ist das Intervallfasten zwar nicht für den kurzfristigen Reset-Effekt geeignet, es hat jedoch andere Vorteile bei Erkrankungen unserer Gelenke.

Die Vorteile

Das intermittierende Fasten ist langfristig durchführbar, da dadurch keine Nährstoffmängel entstehen, und aufgrund der hervorragenden Alltagskompatibilität. Durch die Reduktion von entzündungsfördernden Brandbeschleunigern und definierte Essenspausen sinken die entzündliche Aktivität an den Gelenken und das Körpergewicht nachhaltig. Eine Win-win-Situation bei schmerzhaften Erkrankungen des Bewegungsapparates. Ein weiterer Vorteil des Intervallfastens: Es geht gemächlicher zu als beim Heilfasten und ist somit auch für Menschen geeignet, die aufgrund von Vorerkrankungen oder niedrigem Körpergewicht kein Heilfasten praktizieren sollten. Oder es bietet sich an, wenn du lieber »die kleine Bühne« betrittst und – so wie ich – nicht der Typ für radikale Lifestyle-Änderungen bist.

Wie sieht das Intervallfasten aus?

Es gibt 2 Formen: Bei der 5:2-Methode wird an 5 Tagen pro Woche wie gewohnt gegessen, an 2 Tagen erfolgt eine drastische Kalorienrestriktion mit einer maximalen täglichen Aufnahme von 500 bis 600 Kilokalorien. Beliebter ist die 16:8-Variante, weil sie so alltagstauglich ist: Man fastet 16 Stunden (Schlaf zählt dazu!) und isst während der übrigen 8 Stunden des Tages. Während der Fastenzeit sind bei dieser Variante ausschließlich ungesüßte Kräutertees und Wasser erlaubt, um den Fasteneffekt nicht zu beeinflussen. Also auch der Latte Macchiato oder eine Cola Zero sind tabu.

Eine Möglichkeit ist, am frühen Mittag mit der Nahrungsaufnahme zu beginnen und mit einem Abendessen den Tag zu beenden. Du kannst aber auch morgens mit einem Frühstück starten und am Nachmittag die letzte Mahlzeit einnehmen, was aus medizinischer Sicht und wenn du abnehmen möchtest zu bevorzugen ist. Hintergrund ist, dass unser Frühstück, welches am besten aus komplexen Kohlenhydraten (Vollkornprodukten, frischem Obst) besteht, leichter verstoffwechselt wird als eine Abendmahlzeit. Zudem entsteht so in der Nacht eine gewollte leichte Hypoglykämie (Unterzuckerung), was die Produktion von Wachstumsfaktoren und gleichzeitig die Gewichtsabnahme fördert. Muskeln werden aufgebaut und dem Bauchfett geht's an den fettigen Kragen. »Dinner-Cancelling« ist also natürliches Anti-Aging für Muskeln, Bindegewebe und Gelenke. Willst du auf dein Abendessen nicht verzichten, weil es zum Beispiel beruflich oder familiär nicht passt, iss abends bevorzugt eiweißreiche Nahrungsmittel und Gemüse.

Nutze die Nacht

Ein weiterer Grund, warum es sinnvoll ist, unsere Mahlzeiten auf ein bestimmtes Zeitfenster zu begrenzen, ist unser natürlicher Tag-Nacht-Rhythmus. Alle Organe und Körperfunktionen sind genetisch auf diesen programmiert. Tagsüber sind sie auf die Nahrungszufuhr eingestellt, in der Nacht schlafen und regenerieren sie wie du hoffentlich auch. Plünderst du nachts jedoch die Vorratskammer, um schon mal Energie für morgen zu bunkern, oder gießt dir am Abend noch kräftig einen hinter die Binde, werden deine Organe in der Nacht zur Höchstleistung gefordert. Die Folge ist unruhiger Schlaf. Daraus resultieren mangelnde Regeneration, ein hoher Cortisolspiegel am Morgen mit verstärkter Schmerzwahrnehmung und ermüdender Abgeschlagenheit über den Tag sowie chronische Mikroentzündungen, die nicht nur Energie verbrennen und den Bewegungsapparat verschleißen. Auch deine Haut und dein Bindegewebe folgen der Schwerkraft und kommen zusammen mit deiner Stimmung am Boden zum Liegen.

Grund für die körperlichen Beschwerden durch die nächtlichen Fressanfälle ist eine darauffolgende erhöhte Produktion von Insulin. Insulin ist wie ein Radar. Es zeigt dem Körper an, wie viel Zucker über das Blut zu den Zellen transportiert wird, und führt gleichzeitig zu einer vermehrten Ausschüttung von Entzündungsbotenstoffen. Üben wir uns in nächtlicher Abstinenz, ist folglich weniger Zucker unterwegs, unsere Zellen können regenerieren und Zellschäden reparieren. Zudem sinkt die Produktion von freien Radikalen in den Mitochondrien. Diese sind die Kraftwerke im Kern unserer Zellen, sie erzeugen aus unserer Nahrung Energie in Form von ATP (Adenosintriphosphat). Dieses Molekül speichert Energie für unsere Zellen und ist damit unabdingbar für den gesamten Energiehaushalt unseres Körpers. Besonders Knochen-, Muskel- und Nervenzellen benötigen viel davon. Bei der Energiegewinnung entstehen jedoch auch wieder Abfallprodukte, die uns leidlich bekannten freien Radikale. Steht den Mitochondrien während deiner Fastenstunden keine Nahrung zur Verfügung, werden weniger freie Radikale produziert und so findet weniger Zellzerstörung, dafür aber mehr Regeneration statt.

Meine persönlichen Erfahrungen

Ich bin mit dem Intervallfasten vor einigen Jahren das erste Mal in Berührung gekommen, als ich für den WDR eine Diät-Challenge betreute und ein Ehepaar auf diese Ernährungsform umgestellt habe. Das Pärchen wollte abnehmen, hat allerdings 3 Kinder, sodass die Ernährungsumstellung definitiv alltagskompatibel sein musste. Und der Erfolg gab uns recht: Beide nahmen innerhalb von 3 Monaten fast 10 Kilogramm Körpergewicht ab und fühlten sich in ihrem Tagesablauf durch die Umstellung überhaupt nicht eingeschränkt. Im Gegenteil, beide sagten, sie starteten mit deutlich mehr Energie in den Tag.

Ich probierte daraufhin ebenfalls das Intervallfasten aus, um zu beobachten, welche Effekte diese Ernährungsform auf meinen Körper haben würde. Kurze Zeit zuvor hatte ich meine Ernährung aufgrund einer chronischen Hauterkrankung schon auf Clean Eating umgestellt. Durch diese Kombination und eine gezielte Nahrungsergänzung gelang es mir, die Hauterkrankung zu heilen. Zudem hilft mir das Intervallfasten, mein Gewicht zu halten, ohne dass ich Kalorien zählen muss.

Aber: Nicht dass an dieser Stelle hier Missverständnisse zwischen uns entstehen: Entscheidend ist nicht nur wann du isst, sondern natürlich auch weiterhin, was du zu dir nimmst. Ich spendiere dir auf den letzten Zeilen dieses Abschnitts keinen Freifahrtschein, innerhalb der Essenszeit zu schaufeln wie ein Bagger. Richtig ausgeführt, kann Intervallfasten langfristig das Gewicht reduzieren, die Gelenke schonen und bei Schmerzen oft mehr bewegen als viele Medikamente!

Superfoods: supergut oder nur superteuer?

Es wird spannend, Girls, denn jetzt geht's um ein heiß diskutiertes Thema zwischen Wirtschaft und Wissenschaft: die Superfoods. Was aber macht Lebensmittel zu einem Booster für die Gelenke? Antworten findest du hier.

Sie sollen die Gesundheit fördern, Krankheiten heilen und im Vergleich zu anderen Lebensmitteln einen außergewöhnlich hohen Gehalt an Mikronährstoffen haben.

Was steckt dahinter?

So viel schon mal vorweg: Wo »super« draufsteht, steckt meist nur Marketing drin. »Superfood« ist kein rechtlich geschützter Begriff, sondern eine Wortschöpfung der Lebensmittelindustrie, die mit dem sexy klingenden Begriff vermeintlich gesunde und meist exotische Produkte labelt. Ziel: Die Kassen sollen klingeln. Diese Absicht »lieben wir nicht«, denn wir lassen uns nicht mit fadenscheinigen Versprechungen aufs Glatteis führen. Prof. Dr. Marc Birringer von der Hochschule Fulda definiert den Begriff »Superfood« folgendermaßen: »Superfood ist ein Marketingbegriff, der gesetzlich nicht reguliert ist. Er beschreibt (teure) Lebensmittel und Nahrungsergänzungen mit (zumeist) vorgeblichen Gesundheitsaussagen (Health Claims), die auf schwacher wissenschaftlicher Evidenz beruhen.«

Trotz mangelhafter Studienlage sind Superfoods dennoch zum Lifestyletrend geworden, wobei vor allem Frauen, jüngere Menschen und die Biokundschaft (super-) affin sein sollen. Eine Umfrage des Bundesinstitutes für Risikobewertung fand heraus, dass ein Drittel der Deutschen Superfoods mindestens einmal pro Woche konsumiert. Dabei führen Gojibeeren und Chiasamen die Hitparade an. Exotischer Trend oder doch was dran am Hype? Pauschal lässt sich die Frage aus meiner Sicht nicht beantworten. Prinzipiell ist die Suche nach neuen nährstoffreichen Lebensmitteln ja richtig, allerdings müssen wir auf die Fakten schauen, ohne uns von Industrie und Bloggern blenden zu lassen.

Je nach Zielsetzung (Gewichtsabnahme, Schmerzlinderung, Kräftigung des Bindegewebes) sollte ein Lebensmittel einen hohen Gehalt an genau den Vitaminen, Mineralstoffen und Spurenelementen aufweisen, die das bewirken. Denn, will ich mein Bindegewebe unterstützen, da ich Berg-und-Tal-Fahrten lieber auf einer Rundreise durch Österreich genieße, als sie auf meinem Schenkel zu betrachten, sind andere Mikronährstoffe hilfreich als beim Abnehmen.

Eigenschaften, die ein Lebensmittel zum Superfood machen:

- antioxidativ
- antientzündlich
- hoher Mikronährstoffgehalt
- knorpel- und/oder knochenstärkend
- schmerzlindernd

Heimische Helden

Das Beste ist: Wir müssen gar nicht in die Ferne schweifen, denn das Gute liegt oft so nah. Lass mich dir ein paar »Local Heroes« (heimische Superfoods) vorstellen, die Umwelt und Geldbeutel schonen, weil sie nicht erst Tausende Flugmeilen gesammelt haben, bevor sie in unserem Magen landen. Dabei verlieren die meisten Exoten nämlich ihre eigentlichen Super-Eigenschaften, da gerade Vitamine durch lange Transportwege verloren gehen. Zudem sind sie in der Regel kräftig mit Pestiziden präpariert, damit sie nahezu unsterblich sind.

Schon gewusst?

Antioxidativ wirksame Pflanzenstoffe, wie die Anthocyane, findest du zum Beispiel nicht nur in der Açaibeere, sondern in der Schale aller blauen, roten und violetten Obst- und Gemüsesorten. Dabei gilt: je dunkler die Schale, desto höher der Gehalt an Anthocyanen.

Ob Brokkoli, Leinsamen, Beeren, Haferflocken oder heimische Kräuter – du wirst in meinen Rezepten immer wieder auf Local Heroes stoßen. Sie sind aus meiner Erfahrung und nach aktuellem wissenschaftlichem Stand exotisch gehypten Superfoods in Hinblick auf den Mikronährstoffgehalt und die Lebensmittelsicherheit deutlich überlegen. Um meinen Bewegungsapparat zu stärken, greife ich häufig zu Lauchgemüse (empfehlenswert, wenn du schon in festen Händen bist oder am nächsten Tag kein Date ansteht), dunklen Beeren, Sesam, Leinsamen und Hirse.

Dunkle Beeren

Himbeeren, Blaubeeren, Brombeeren, Kirschen und Johannisbeeren sind hilfreiche Superfoods bei Arthritis und Arthrose. Die enthaltenen Anthocyane neutralisieren freie Radikale. Durch den antioxidativen Effekt der Anthocyane werden chronische Entzündungen an unseren Gelenken gestoppt und Schmerzen gelindert. Blaubeeren wirken laut einer Studie der University of Michigan (USA) auch gegen Bauchfett durch enthaltene Polyphenole, die bestimmte Gene aktivieren, welche dann wiederum mehr Zucker und Fett verbrennen. Für schmerzfreie Gelenke baue jeden Tag 2 Handvoll gemischte Beeren in deinen Speiseplan ein. Im Winter auch gerne als TK-Variante.

Leinsamen & Leinöl

Leinsamen und das aus ihnen gewonnene Öl haben aufgrund ihrer optimalen Zusammensetzung das Prädikat »heimisches Superfood« verdient. Mit ihrem hohen

Fettgehalt sind sie zwar ganz schön kalorienreich, liefern aber viele Nährstoffe, die gut für unsere Gelenke sind. Die enthaltenen Alpha-Linolensäuren (Omega-3-Fettsäuren) und Linolsäuren (Omega-6-Fettsäuren) stehen nämlich in einem günstigen Verhältnis zueinander. Von allen Pflanzenfetten enthält Leinöl die meisten Omega-3-Fettsäuren, die eine hohe entzündungshemmende Wirkung haben. Es ist erwiesen, dass Patienten mit Gelenkerkrankungen, die ihrem Körper täglich mindestens 250 mg Omega-3-Fettsäuren zuführen, weniger Cortison und Schmerzmittel benötigen. Vor allem Vegetariern und Veganern sowie Menschen wie mir, die statt einen Fisch zu essen, eher auf der Wiese grasen würden, ist 1 EL Leinöl pro Tag zum Beispiel im Kokosjoghurt, Salatdressing oder auf Pellkartoffeln zu empfehlen. Von Leinsamen sollten aufgrund der enthaltenen cyanogenen Glycoside (hieraus kann Blausäure entstehen) täglich maximal 15 g pro Mahlzeit (bei 3 Mahlzeiten am Tag) verzehrt werden.

Lauchgemüse

Zwiebeln, Porree, Knoblauch und Frühlingszwiebeln schlagen nicht nur Viren, Bakterien und ungeliebte Arbeitskollegen in die Flucht. Diese heimischen Gemüsesorten sind reich an allem, was Knorpel und Knochen lieben. Kalzium, Magnesium und Silizium (Kieselsäure) sorgen für stabile Knochen und kräftigen den noch vorhandenen Restknorpel. Eine Studie aus England untersuchte Menschen, die an einer Hüftarthrose erkrankt waren. Die Teilnehmenden der Gruppe, die viel Lauchgemüse aß, zeigten im Verlauf in den Untersuchungen weniger Knorpelschäden als die der Kontrollgruppe. Die enthaltenen Schwefelverbindungen (Quercetin, Allicin) sowie der Mikronährstoff Diallylsulfid sollen zudem an der Inaktivierung knorpelabbauender Enzyme und der Entzündungshemmung beteiligt sein.

Sesam

Obwohl Sesam ursprünglich aus Südasien stammt, gilt er nicht mehr als exotisch und ziert mittlerweile Kräcker, Brötchen und gefühlt jedes zweite Brot. Sesam ist aufgrund seiner weiten Verbreitung kostengünstig zu haben. Somit ist er zwar uninteressant für die Industrie, nicht aber für unsere Knochen und Gelenke. Wusstest du, dass der profan anmutende Sesam mehr Kalzium enthält als der coole Chiasamen? Verfeinere Salate, Müsli, Porridge und asiatische Gerichte mit Sesamsamen oder verwende Tahin (ein Mus aus gemahlenem Sesam).

Lieblingskräuter für schmerzfreie Gelenke

Frische Kräuter sind das Tüpfelchen auf dem i, wenn's um gesunde Gelenke geht. In ihnen stecken wertvolle Vitamine, Mineralstoffe, Spurenelemente und sekundäre Pflanzenstoffe.

In Kräutern enthaltene Mikronährstoffe wie Ursolsäure, Luteolin und Anethol löschen Entzündungen, stärken das Immunsystem und kräftigen den Knorpel. Ein Knorpel-Knaller ist auch die Kieselsäure, weil sie den wichtigen Knorpelbaustein Silizium liefert. Ich habe im Garten ein kleines, feines Kräuterbeet, aber auch auf Balkonien lassen sich Kräuter wunderbar im Kasten züchten. Anschließend verfeinern sie ganz frisch gezupft Salate, Saucen, Dips und warme Gerichte oder sind bekömmlich als Tee.

Die Kräuter im Überblick

Hier erhältst du meine Empfehlungen für gelenkfreundliche Kräuter aus dem heimischen Supermarkt, der Apotheke oder dem eigenen Garten.

Petersilie

Sie hat einen Top-Gehalt an Vitamin C und wirkt somit gegen freie Radikale, die unseren Gelenkknorpel attackieren. Weitere Benefits des krausen Krauts, das es auch in der glatten Variante gibt: Es hat entzündungshemmende, entgiftende und basische Eigenschaften. Bitte nicht vergessen: Petersilie nicht stark erhitzen, da Hitze das Vitamin C deaktiviert.

Rosmarin

Da werden direkt Erinnerungen an mediterrane Landschaften, Düfte und Urlaube wach. Rosmarin verleiht nicht nur Kartoffeln ein unbeschreiblich gutes Aroma, er tut auch unseren Gelenken besonders gut, da er entzündungshemmend, antioxidativ, schmerzlösend und stimmungsaufhellend wirkt. Rosmarin wird auch aufgrund seiner durchblutungsfördernden und entspannenden Eigenschaften als Badezusatz, Öl und Salbe bei Gelenkbeschwerden und rheumatischen Erkrankungen eingesetzt.

Ackerschachtelhalm

Ackerschachtelhalm, auch »Zinnkraut« genannt, ist zwar noch nicht im Mainstream angekommen, steht in unserer Kräuterapotheke aber in der ersten Reihe. Sein hoher Kieselsäuregehalt macht ihn zu einem wichtigen Knorpel-Kumpel. Kieselsäure hat einen hohen Gehalt an Silizium, einem Element, das unseren Knorpeln richtig auf die Sprünge hilft. Silizium fördert die Produktion kollagener Fasern und der Knorpelgrundsubstanz. Das macht die wichtigen Puffer besonders elastisch und widerstandsfähig in einem. Am wirkungsvollsten ist der Kaltauszug, bei dem man das getrocknete Schachtelhalmkraut mit kaltem Wasser übergießt und zugedeckt 12 Std. ziehen lässt (5 EL des Krauts auf 1 l Wasser). Am nächsten Tag 30 Min. köcheln lassen, abgießen und über den Tag verteilt trinken. So lösen sich Kieselsäure samt Silizium am besten aus dem Kraut und lassen sich optimal aufnehmen.

Brennnessel

Nicht nur brennende Erinnerungen aus der Kindheit sollten jetzt wach werden. Bei Arthrose, Arthritis und Gicht spielt die Heilpflanze Brennnessel eine besondere Rolle und hilft am besten in Form von Tee. In den Blättern stecken Eisen, die Vitamine C und K, Kalzium, Kalium, Magnesium, Mangan und Kieselsäure. Dazu kommen noch Flavonoide und Polyphenole. Diese Vitamin- und Mineralstoff-Combo wirkt entzündungshemmend, antiarthrotisch, schmerzlindernd und harntreibend. Die Brennnessel spült deinen Gelenkschmerz quasi ins Klo.

Pfefferminze

»Mit Pfefferminz' bin ich dein Prinz«, sang Westernhagen 1978. Wenn es um Gelenkerkrankungen geht, ist die Pfefferminze jedoch keinesfalls antiquiert. Der enthaltene günstige Wirkstoffmix aus etwa 20 Prozent Mineralien (Kalzium, Kalium, Kieselsäure), ungesättigten Fettsäuren und Flavonoiden, Gerb- sowie Bitterstoffen entfaltet seine entzündungshemmende, immunmodulierende, antiarthrotische Wirkung am besten als Tee getrunken.

Mädesüß

Mädesüßblüten werden in der Naturheilkunde aufgrund ihres Salicylsäuregehaltes gerne bei rheumatischen Beschwerden und bei Gicht(-anfällen) eingesetzt. Salicylsäure kennen wir heutzutage besonders in seiner synthetisch hergestellten Form: Acetylsalicylsäure, kurz ASS, die speziell durch Aspirin® Bekanntheit erreicht hat. Mädesüß werden naturheilkundlich schmerzlindernde, schweiß- und harntreibende Wirkungen nachgesagt.

DIY-Kräutergarten

Nachdem du erfahren hast, wie viel Kräuter für unseren Bewegungsapparat erreichen, möchte ich dir noch ganz handfeste Tipps geben, damit du bald den grünen Daumen nach oben strecken kannst. Basilikum, Minze, Petersilie, Rosmarin und Schnittlauch lassen sich wunderbar zu Hause im eigenen Garten, aber auch im Kasten auf dem Balkon anbauen.

Basilikum

Basilikum mag es sonnig und warm. Kälte, viel Regen und Schatten machen ihm hingegen zu schaffen. Wächst Basilikum im Topf, sollte der Standort nicht zu zugig sein und etwas Schutz vor der Mittagssonne bieten. Besonders wohl fühlt sich das Kraut in humusreichem, wasserdurchlässigem (damit sich keine Staunässe bildet) Boden. Ist der Sommer eher kühl und verregnet, ist der Topf die bessere Alternative als das Beet. Ausgesät werden kann Basilikum ab März im Topf. Für eine schnelle Keimung diesen auf die Fensterbank stellen (wärmer, heller). Die Blätter am besten in der Abendsonne und vor der Blüte an den Triebspitzen seitlich am Stil ernten. Dann entfalten sie am besten Aromen durch die ätherischen Öle und an der »Erntestelle« bilden sich meist 2 neue Triebe. Stängel jedoch nicht von oben abschneiden, da dieser dann nicht mehr nach oben weiterwächst.

Tipp für gekauftes Basilikum Die Töpfe im Supermarkt sehen zwar häufig toll aus, sind aber eigentlich immer überpflanzt, sodass das Basilikum auf Sicht schlechte Überlebenschancen hat. Kaufst du Basilikum, kannst du es zu Hause auf 2 oder 3 neue Töpfe mit frischer Erde aufteilen und du wirst sehen, wie lange du etwas von deinem neuen Küchenhelfer hast.

Minze

Die (Pfeffer-)Minze ist ein mehrjähriges und winterhartes Kraut, das sich in der Sonne und im Halbschatten am wohlsten fühlt. Der Boden sollte locker, nährstoff- und humusreich sowie ausreichend feucht sein. Im Beet mit ausreichend Abstand zu anderen Gewächsen einpflanzen, da Minze sehr wuchert. Hier empfehlen sich auch Wurzelsperren, um andere Pflanzen in der Umgebung zu schützen. Im Topf am besten torffreie Erde verwenden und direkt den Halbschatten wählen. Die Saat kann ab März vorgezogen werden, kleine Jungpflanzen ansonsten im Frühjahr (ab April) aussähen. Bis zur Blüte können frische, aromatische Blätter mit Triebspitzen geerntet werden. Im ersten Jahr etwas behutsamer ernten, damit die Minze gut anwächst.

Petersilie

Zwei Jahre versorgt Petersilie dich mit gesunden, leckeren Blättern, wenn sie richtig gehegt und gepflegt wird. Sie mag den Boden humusreich, gleichmäßig feucht, durchlässig (keine Staunässe) und mit vielen Nährstoffen. Im Beet sollte die Anbaufläche jährlich gewechselt werden, damit der Ertrag gleich gut bleibt. An halbschattigen Standorten (ca. 4 Sonnenstunden pro Tag) wächst sie besonders gern. Wer sie aus Samen zieht, muss etwas Geduld haben, bis sich das erste Grünzeug zeigt. Im Februar oder März kann man Petersilie im Topf auf der Fensterbank ziehen, ab Ende April kann sie auch direkt ins Freie gesät werden. Geerntet werden die schönen krausen oder glatten äußeren Blätter, die man direkt unten am Stiel abzieht oder abschneidet.

Rosmarin

Für die besten Ergebnisse sollte der Boden trocken, warm und durchlässig sein. Fruchtbare Böden idealerweise mit etwas Sand oder Kies vermischen, da es Rosmarin in der Natur »karg« mag. Auch Kalk schmeckt dem widerstandsfähigen Kraut gut. Da Rosmarin viel Licht benötigt und kein Problem mit Hitze hat, ist ein sonniger, warmer Standort ideal. In einer Kräuterspirale steht er daher gerne auch oben. Samen brauchen hohe Temperaturen zum Keimen, sodass sich auch Jungpflanzen für den Anbau im Topf oder Beet (ab Ende Mai) anbieten. Die Zweige können fortwährend geerntet werden.

Nachdem Rosmarin geblüht hat, schneidet man ihn im Winter zurück. So wächst er im nächsten Jahr noch dichter.

Schnittlauch

Auch die Zwiebelpflanze hat ordentlich Puste und bringt mehrere Jahre eine schöne Ernte ein. Dafür muss der Boden nährstoff- und humusreich sein, kalkhaltig und immer ausreichend feucht. Sonnige bis halbschattige Standorte sind perfekt für Schnittlauch, der aber auch im Schatten gedeiht. Damit die Samen keimen, sollten die Temperaturen 18 Grad nicht überschreiten. Ende April ist eine gute Zeit für die Aussaat im Freien. Geerntet werden die grünen Stängel am besten vor der Blüte, indem man sie unten knapp über der Erde abschneidet. So treiben sie mehrmals nach. Den Winter übersteht Schnittlauch übrigens auch im Beet und blüht dann im nächsten Frühjahr wieder auf.

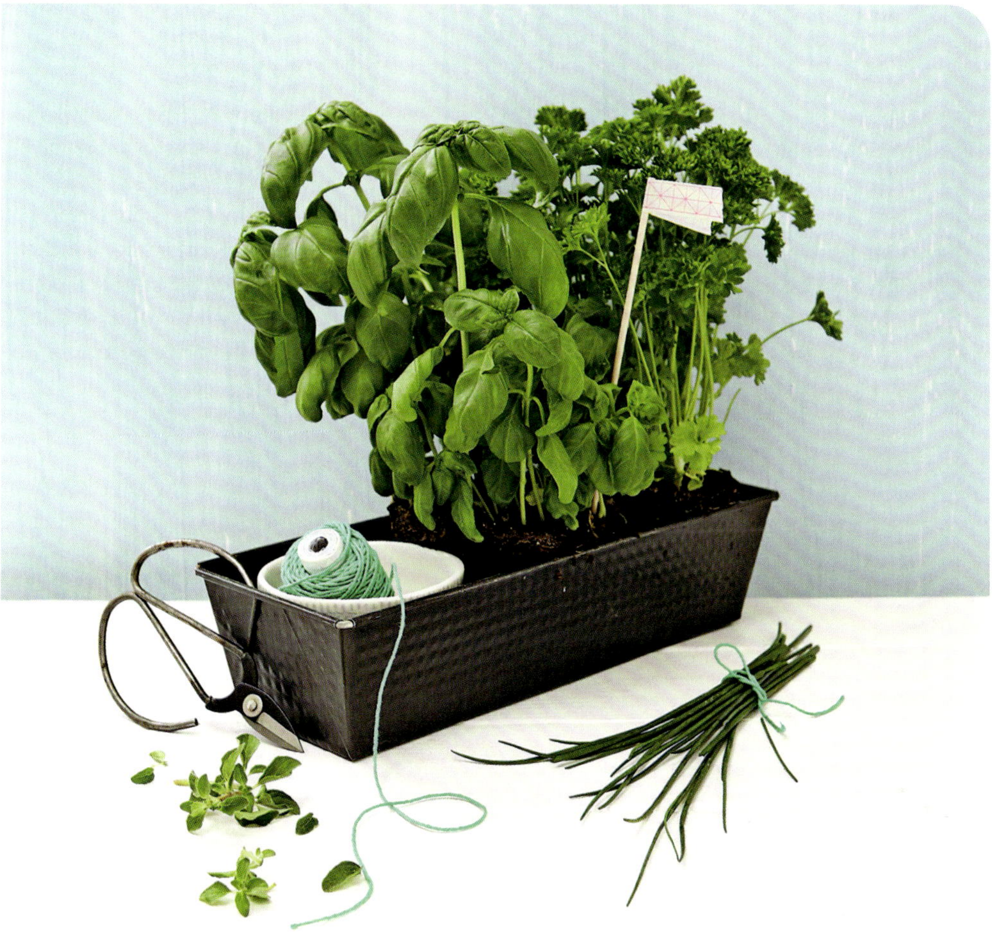

Letzter Wille: mehr Promille?

In diesem Kapitel erfährst du die wichtigsten Facts zum Thema »Trinken und Getränke«: Wie du auf eine optimale tägliche Trinkmenge kommst und dass dein Glas immer halbvoll statt halbleer sein sollte.

Liebe (Leidens-)Genossinnen, wir kennen's doch alle: Der Tag geht schlafen, doch unsere immerhin geöffnete Wasserflasche ist noch lange nicht am Ende. Regelmäßig Trinken? Fehlanzeige. »Ich habe keine Zeit gehabt.« Oder: »Wasser ist nicht meins.« Wer kennt sie nicht, diese Ausflüchte, wenn wir unseren Flüssigkeitshaushalt mal wieder vernachlässigt haben? Kurzfristig ärgern wir uns vielleicht nur darüber, weil wir theoretisch ja wissen, dass unser Verhalten keinem gesunden Lifestyle entspricht. Langfristig entstehen jedoch gesundheitliche Beschwerden. Lasst uns das Thema »Trinken« also mal nüchtern betrachten.

Die Fakten

Unser Körper besteht zu 50 bis 60 Prozent aus Wasser. Dabei variiert der Anteil je nach Lebensalter. Bei der Geburt sind es noch 80 Prozent, je mehr Kerzen dann auf der Geburtstagstorte stehen, desto niedriger wird der Wasseranteil. Durch unsere Atmung, über Schweiß und Urin verlieren wir konstant Flüssigkeit. Nur wer ausreichend trinkt, sorgt dafür, dass Ballaststoffe aus der Nahrung besser verwertet, Abfallprodukte des Stoffwechsels über die Nieren ausgeschieden und Reparaturprozesse in Gang gesetzt werden. Wasser ist DAS Transportmedium für Nährstoffe in unserem Organismus und auch für den Zelldruck verantwortlich. Das spiegelt sich nicht nur in unserem Hautbild, sondern auch im Knorpel und in der Gelenkschmiere wider. Gut hydrierte Zellen gleich glatte Pelle, kräftige Knorpel und gut geschmierte Gelenke.

So trinkst du richtig

Meine tägliche Trinkempfehlung für einen gesunden Körper sind 2 bis 2,5 Liter pro Tag. Erreichst du dieses Tagesziel, ist das schon mal die Basis. Wer Sport macht, legt je nach Trainingsintensität weitere 0,5 bis 1 Liter drauf. Bei hohen Außentemperaturen erhöht sich unser Flüssigkeitsbedarf ebenfalls.

Aber: Am Abend noch schnell eine Wasserflasche exen, hilft deinem Körper leider nicht. So viel Flüssigkeit kann er nicht auf einmal speichern und scheidet diese postwendend wieder aus. Unser Körper verarbeitet pro Stunde rund 800 Milliliter. Dein guter Wille – oder das schlechte Gewissen – ist an dieser Stelle also ein Griff ins Klo. Gehörst du wie ich zu den Persönlichkeiten, die beim Thema Trinken eine Extra-Einladung brauchen, ist es hilfreich, sich eine Trink-Routine anzueignen.

Eine gesunde Routine

Also habe ich mir angewöhnt, morgens nach dem Aufstehen zwei Gläser (insg. 300 ml) warmes Wasser mit frisch gepresster Zitrone zu trinken. Das unterstützt die Ausscheidung von Säuren und anderem Abfall, der sich über Nacht durch die Reparaturvorgänge angesammelt hat. Warmes Zitronenwasser fördert zudem die Verdauung und kurbelt den Zellstoffwechsel an. Ein optimaler Start. Tagsüber trinke ich dann ungefähr jede Stunde ein kleines Glas Wasser, sodass ich abends auf die angestrebte Gesamtmenge komme. Durch das gleichmäßige Trinken kann mein Körper die zugeführte Flüssigkeit verwerten und ich muss zum Beispiel nicht ständig meine Sprechstunde unterbrechen, um mich zu erleichtern. Das freut meine Patienten und meinen Körper.

Was soll getrunken werden?

Stimmt die Anzahl der getrunkenen Flaschen am Ende des Tages, kommt es natürlich auch drauf an, was drin gewesen ist. Reines Wasser ist unser Lebenselixier und eigentlich müssen wir dafür einfach nur den Hahn aufdrehen. Die Qualität des Leitungswassers in Deutschland gilt allgemein auch als gut. Um Verunreinigungen mit Pestiziden, Mikroplastik, Medikamentenrückständen oder Schwermetallen zu verhindern, fordert die Weltgesundheitsorganisation (WHO) das Filtern von Wasser, bevor es überhaupt in unsere Wohnungen und Häuser gelangt. Ich verwende zusätzlich einen Wasserfilter, um auf Nummer sicher zu gehen.

Mineralwasser

Flaschenkinder greifen am besten zu kalziumreichen Mineralwässern. Allerdings ist beim Wasser aus dem Handel nicht alles Gold, was glänzt. Laut Untersuchungen der Zeitschrift Öko-Test ist jede 5. Mineralwasserquelle verunreinigt, das Wasser enthält Pestizidrückstände oder Uran. Achte also beim Kauf deines Wassers auf die Qualität und informiere dich bei der Verbraucherzentrale oder über zuverlässige Testberichte.

Ja zu Tees!

Eine gute geschmackliche Alternative sind ungesüßte Kräuter- und Früchtetees sowie Grüntee. Ohne das Kalorienkonto zu belasten, füllen sie die täglichen Flüssigkeitsspeicher und fördern unsere Gesundheit. Beim Grüntee variiert der Koffeingehalt allerdings stark. Für einen Kick-Start am Morgen eignet sich ein Matcha Latte (Seite 107) oder Matcha-Tee. Am Nachmittag und Abend lieber koffeinärmere Varianten wie Sannenbancha oder entkoffeinierten Grüntee aufbrühen. Neben der entzündungshemmenden Wirkung durch die enthaltenen sekundären Pflanzenstoffe hilft dir Grüntee beim Abnehmen durch die stoffwechselanregende Wirkung und entlastet damit deine Gelenke. Die Bitterstoffe mindern zudem deinen Appetit auf süße Speisen.

Und was ist mit Kaffee?

Im Vergleich zu Schwarz- oder Grüntee regt Kaffee deinen Kreislauf sehr rasch an, weil das Koffein schneller resorbiert wird und zügiger seine Wirkung entfaltet. Die verflüchtigt sich aber genauso schnell wieder, wie sie gekommen ist. Und schon ist man drin im Kaffee-Kreisel und hat Lust auf die zweite, dritte und vierte Tasse. Kaffee in Maßen erfreut aber unsere Gelenke aufgrund seiner antientzündlichen Wirkung.

Stinkstiefelige Getränke

So wie gute und stinkstiefelige Darmbakterien existieren, gibt's auch Getränke, die unseren Gelenken über kurz oder lang schaden.

Zuckerhaltige Getränke

Softdrinks und andere zuckrige »Erfrischungs«-Getränke, insbesondere Cola, erfrischen höchstens die Konten der Produzenten. Das enthaltene Phosphat klaut unserem Körper Kalzium und behindert die Knochenmineralisierung. Osteoporose lässt grüßen. Fruchtzuckerhaltige Limonaden und Säfte führen zur Erhöhung der Harnsäure, weil die Verstoffwechselung von Fructose die Purinbildung verstärkt und gleichzeitig die Harnsäureausscheidung über unsere Nieren hemmt. Hallo Gicht!

Alkohol

Heißt der letzte Wille dann auch noch »mehr Promille«, reibt sich die Gicht verführerisch die Hände und macht es sich in deinem Körper gemütlich. Schon ein Bier pro Tag erhöht bei Gichtpatienten das Risiko, einen neuen Anfall zu erleiden, um ein Drittel. Jetzt will ich dich zum Schluss allerdings nicht auf dem Trockenen sitzen lassen und den Spaß auf der nächsten Party trüben. Also schließe ich mit zwei Floskeln: Ein Gläschen in Ehren kann keiner verwehren, doch der stete Tropfen höhlt den Stein.

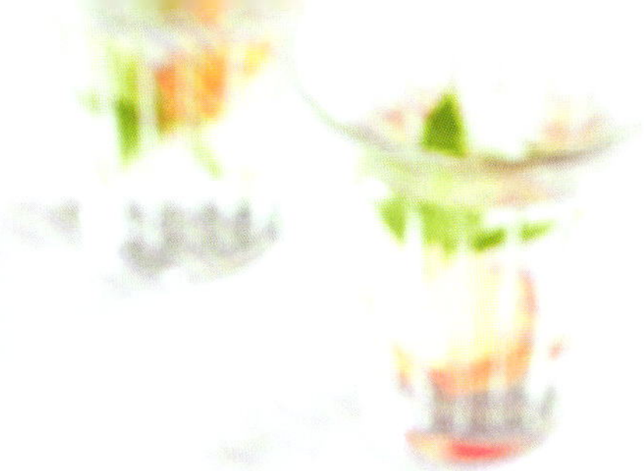

Infused Water

» Gefällt dir Wasser genauso gut wie eingeschlafene Füße, dann probier mal ein Infused Water. Hört sich nicht nur fancy an, sondern liefert deinen Gelenken zusätzlich Vitamine und Mineralstoffe.

- Wie funktioniert's? Frische dein Wasser mit einem Spritzer Zitrone oder Limette auf und gib, wenn du magst, noch Kräuter hinzu. Besonders geeignet sind zum Beispiel Minze oder Rosmarinzweige. Nach Geschmack kannst du auch noch in Scheiben geschnittenes Obst oder Gurke hinzufügen.

- Auch Ingwer eignet sich, um deinem Wasser einen geschmacklichen Kick zu verpassen. Das enthaltene Gingerol wirkt ähnlich wie die Schmerzmittel Ibuprofen und Diclofenac, indem es Entzündungsreaktionen bei Arthrose, Arthritis und Gicht blockiert. Ein Rezept für Ingwer-Zitronen-Wasser findest du im Rezeptteil (Seite 104).

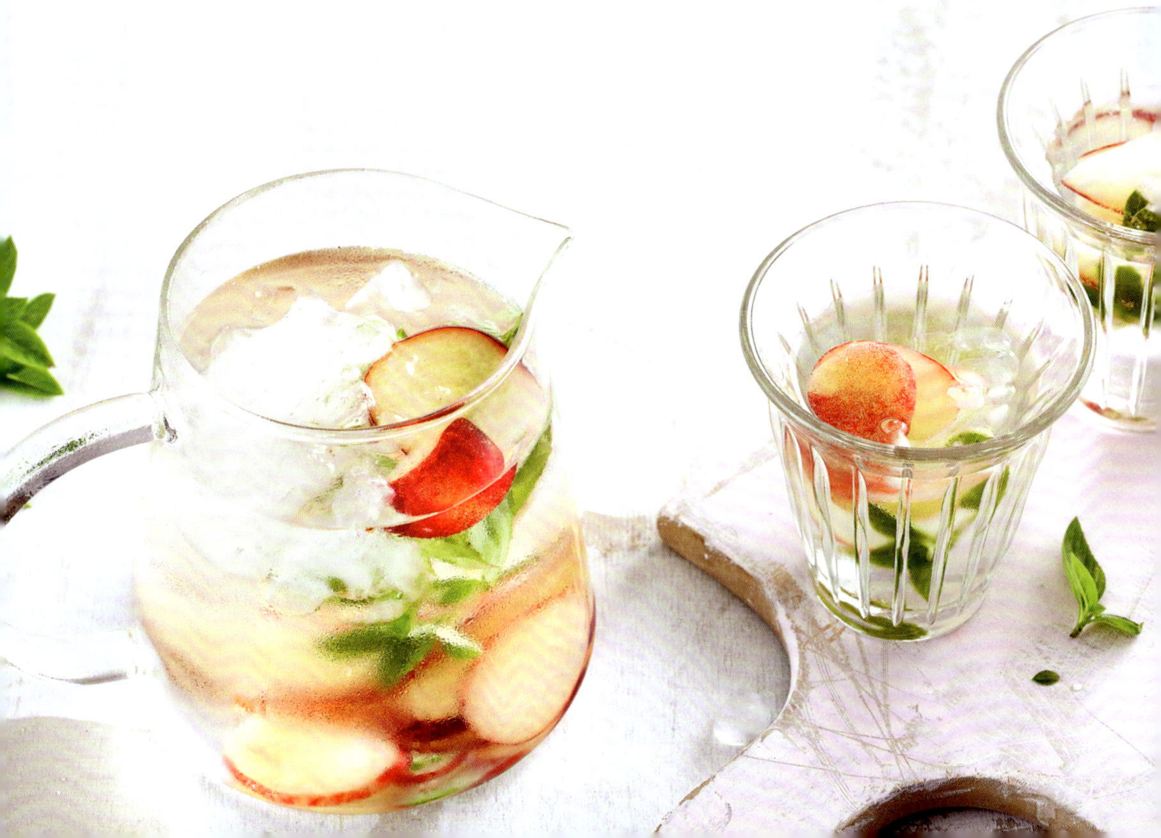

Nahrungsergänzungsmittel

Einfach chillen mit Pillen statt einer anstrengenden Ernährungsumstellung? Leider ist das zu schön, um wahr zu sein. Doch manche Pulver und Pillen unterstützen deine Gelenke beim Entspannen.

Das wäre doch mal was: Könnten wir einfach mit ein paar Pillen auf dem Sofa chillen und unserem Lifestyle weiterhin mit einem herzhaften Stück Salamipizza frönen. Doch obwohl uns die Industrie samt bloggender C-Prominenz über die »sozialen« Medien genau dies suggeriert, muss ich wieder mal die Realitätskeule auspacken. Wenn sich Erkrankungen ausschließlich durch Medikamente und Nahrungsergänzungsmittel (NEM) beseitigen ließen, hätten wir Ärzte deutlich weniger Besuch in unseren Praxen. Medizin funktioniert nicht nach dem Kaugummiautomaten-Prinzip, bei dem man eine Münze einwirft und die Kaumasse unten herauskommt. Erkrankungen sind vielschichtig und die erfolgreiche Behandlung erfordert häufig einen multimodalen Ansatz. Übrigens ganz gut so, wenn man mal nachträglich daran denkt, wie hygienisch so ein Kaugummiautomat neben dem Bahnhofseingang wohl war …

Du weißt ja, dass du selbst das Steuer in der Hand hältst und eine Ernährungsumstellung die Selbstheilungskräfte deines Körpers anstößt. Nur chillen mit Pillen ist also nicht. Allerdings bedeutet das auch nicht, dass der Einsatz von (Schmerz-)Medikamenten und NEM generell Nonsens ist.

Wann Ergänzen Sinn macht

Eine Substitution mit Vitamin D in den dunklen Monaten des Jahres ist genauso sinnvoll wie die Ergänzung mit Vitamin B_{12} bei veganer Lebensweise. Auch bei älteren Menschen, Rauchern, Personen mit erhöhter Infektanfälligkeit, regelmäßigem Alkoholkonsum, Menschen, die sportliche Höchstleistungen erbringen oder Medikamente einnehmen (Antibabypille, Cholesterinsenker, Antihistaminika etc.) sowie bei einer generell vitaminarmen Ernährung kann die gezielte Einnahme von NEM sinnvoll sein. Dies zeigen unzählige nicht industriell gesponserte (ganz wichtig!) Studien und meine jahrelange Erfahrung. Wie du weißt, habe ich meine chronische Hauterkrankung durch eine Ernährungsumstellung und den gezielten Einsatz von NEM erfolgreich behandelt.

Wie Ergänzung Sinn macht

Das Adjektiv »gezielt« ist einer der Hauptaspekte, wollen wir uns in der bunten Welt der Pillen und Pülverchen wirklich wirksame Produkte heraussuchen. Das bedeutet, überteuerte Präparate, die eine »Komplettüberholung« deines Bewegungsapparates versprechen, lässt du bitte im Regal der Supermärkte stehen. Und bitte nicht von schillernden Verpackungen verführen lassen, die von vollbusigen, durchtrainierten Bloggerinnen in die Kamera gehalten werden. Es gibt viele Präparate auf dem Markt mit Inhaltsstoffen, die im besten Fall nur hinausgeworfenes Geld sind, im schlechtesten jedoch sogar gesundheitsgefährdend.

Spar dir also deine Taler und investiere sie besser in eine Mikronährstoffanalyse bei deinem Doc. Es gibt ausgezeichnete Immunlabore in Deutschland, die durch Blutuntersuchungen Mikronährstoffdefizite aufdecken. So siehst du, welche Mängel vorliegen, und erhältst eine objektive Analyse der Ausgangssituation. Auf dieser Basis stellt dein Arzt mit dir die NEM zusammen, die für deine Gelenkbeschwerden wirklich sinnvoll sind, um Defizite gezielt auszugleichen. Darüber hinaus sind auch Begleiterkrankungen und chronischer Stress zu berücksichtigen. Bei einer wirksamen Nahrungsergänzung geht es immer um die individuelle Konstellation. Ein Raucher hat einen anderen Mikronährstoffbedarf als ein Veganer und eine Hochleistungssportlerin wiederum einen ganz anderen als eine Person, die bis zur Oberkante unter Dauerstress steht.

NEM für muntere Muskeln & knackige Knorpel

Wichtige NEM für unseren Bewegungsapparat sind die Vitamine D_3 und K_2, Kalzium, Magnesium, Glucosamin- und Chondroitinsulfat sowie Omega-3-Fettsäuren. Die Vitamine D_3 und K_2 werden vor allem in der Therapie der Osteoporose eingesetzt. Vitamin D_3 trägt dazu bei, dass Kalzium aus der Nahrung aufgenommen wird. Vitamin K_2 aktiviert Proteine, die den Kalziumeinbau in den Knochen fördern.

Magnesium aktiviert wiederum ein Protein, das Vitamin D in den Knochen transportiert. Zudem wirkt es entspannend auf unsere Muskulatur. Bei akuten Verspannungen und Muskelkrämpfen sind Direktsticks, die schnell ihre Wirkung entfalten, geeignet, wie Magnesium Diasporal® »pro Muskeln und Knochen direkt«.

Omega-3-Fettsäuren wirken entzündungshemmend bei Arthrose, Arthritis und Gicht. Und für einen knackigen Knaller-Knorpel werden Glucosamin- und Chondroitinsulfat Funktionsverbesserungen der Gelenke zugeschrieben. Glucosamin ist der Hauptbaustein der Knorpelgrundsubstanz und auch körpereigene Hyaluronsäure wird daraus hergestellt. Chondroitin verfügt über eine hohe Wasserbindungskapazität, bildet eine gallertige Substanz und wirkt als Puffer zwischen den Knochen in den Gelenken. Um positive Effekte zu erzielen, sollten Glucosamin und Chondroitin als Sulfat eingenommen werden, da hierzu die Studienlage eindeutiger ist.

Damit du den Wald vor lauter Bäumen noch siehst, kommt jetzt eine Übersicht, welche NEM bei welcher Erkrankung helfen können.

Übersicht über nützliche NEM bei den verschiedenen Erkrankungen

NEM	Arthrose
Glucosaminsulfat (Hemmung Knorpelabbau, Kräftigung des Restknorpels, Linderung von Entzündung und Schmerz)	1500–2000 mg
Chondroitinsulfat (gleiche Wirkung wie Glucosaminsulfat)	800–1200 mg
Omega-3-Fettsäuren (antientzündlich)	1000 mg
Curcumin (antientzündlich)	100 mg
Vitamine D_3/K_2 (Knochenaufbau, Knochenmineralisation, Steigerung Muskelkraft)	1000–3000 IE / 80–300 µg
Kalzium (Knochenaufbau)	500 mg
Magnesium (Entspannung der Muskulatur, Knochenaufbau)	300 mg
Selen (antioxidative Schutzfunktion, antientzündlich, Synergismus mit Vit. E, optimiert die Zellteilung)	100–200 µg
Vitamin E (antioxidativ)	500 IE
Vitamin C (antioxidativ)	1000 mg
Zink (antientzündlich, antioxidativ, Kollagenregeneration)	10–20 mg
Bromelain (abschwellend)	200–400 mg
L-Carnitin (Nervenregeneration, antioxidativ)	–
5-Hydroxytryptophan (Appetitzügelung, Steuerung Schlaf-Wach-Rhythmus, Stimmungslage)	–
Vitamin-B-Komplex (Unterstützung Nervensystem, psychische Funktionen)	–
Coenzym Q10 (antioxidativ, Energiegewinnung z. B. beim Sport)	–
Silizium (stärkt Knorpel, Knochen, Bindegewebe, Haare und Nägel)	40–50 mg

»Rheuma« (RA)	Gicht	Gelenkbeschwerden in den Wechseljahren	Osteoporose	Fibromyalgie
–	–	1000 mg	–	–
–	–	800 mg	–	–
2000 mg	2000 mg	1000 mg	1000–2000 mg	1000–2000 mg
100 mg	–	100 mg	–	–
1000–4000 IE / 60–200 µg		1000–3000 IE / 80–300 µg	2000–5000 IE / 80–400 µg	1000–4000 IE / 60–200 µg
500 mg	–	500 mg	500–800 mg	500 mg
–	300 mg	300 mg	300–400 mg	300–500 mg
100–200 µg	–	100–200 µg	–	100–200 µg
500 IE	–	500 IE	200–500 IE	200–500 IE
1000 mg	1000 mg	–	500–1000 mg	500–1500 mg
15–30 mg	–	10–20 mg	10–30 mg	15–30 mg
–	–	–	–	–
–	–	–	–	1–3 g
–	–	–	–	3 × 50 mg (bei niedrigem Serotonin)
–	–	–	z. B. Vitamin-B-Komplex-ratio-pharm® o. ä. Präparate	z. B. Vitamin-B-Komplex-ratio-pharm® o. ä. Präparate
100–200 mg	100–200 mg	–	–	100–200 mg
40–50 mg	–	40–50 mg	40–50 mg	–

Kochguide: how to start

Nachdem du über Tipps für knackige Knorpel und Strategien, die zu einem leichteren Leben führen, gelesen hast, geht's jetzt ans »Eingemachte«.

Keine Panik auf der Titanic, die folgenden Rezepte (ab Seite 89) halten uns wunderbar entspannt an der Oberfläche. Delikatessabteilungen und Feinkostgeschäfte lassen wir also mal schön links liegen und machen uns auf den Weg in Super- und Biomärkte. Letztere sind kein Muss, um die Gerichte zu kochen, denn es gibt mittlerweile auch bei Discountern und Drogeriemärkten hochwertige Bioprodukte. An der ein oder anderen Stelle habe ich euch Markennamen genannt. Nicht weil ich Moneten dafür bekomme, sondern weil sie zum Beispiel günstig und gut sind und bevorzugt in meiner Küche zum Einsatz kommen.

Ein Standardrepertoire an Zutaten

Mir ist es besonders wichtig, dass nicht nur die Zubereitung, sondern auch die Einkäufe leicht von der Hand gehen. Und natürlich ist es fad, jeden Tag gefühlt das Gleiche zu essen. Gar nicht so einfach, wenn man eine Bandbreite an köstlichen, gesunden Rezepten zusammenstellen möchte. Die Kunst besteht also darin, möglichst viele antientzündliche, knorpelstärkende, knochenaufbauende, schmerzlindernde, natürliche, pflanzliche, basische, bezahlbare und überall verfügbare (ich könnte ewig so weitermachen) Lebensmittel zu integrieren. Wie du anhand des endlos erscheinenden »Anforderungskataloges« an Adjektiven siehst, rauchte nach meinen Küchenexperimenten am Ende des Tages nicht nur meine Küche. Also habe ich mich entschlossen, aus Standardzutaten, die so viele Eigenschaften wie möglich erfüllen, unterschiedliche Gerichte zu kreieren, und nur gelegentlich mal die ein oder andere spezielle Zutat hinzugefügt. So lässt sich aus TK-Erbsen ein köstliches Risotto, genauso ein indisches Nudelgericht oder auch eine minzige Erbsensuppe zaubern. Um den Start zu erleichtern, habe ich dir eine Einkaufsliste zusammengestellt, in der du die wichtigsten wiederkehrenden Zutaten findest (Seite 86).

Gerne süß, aber wie?

Während ich die Gerichte entwickelte, ist die Kategorie »Desserts« die größte Challenge gewesen. Ich weiß nicht, wie es euch geht, aber wenn ich einen Hype auf ein Stück Schokolade hab, will ich nicht auf Dörrobst kauen. Und manche Desserts schmecken ohne Süße ehrlich gesagt wie ein Stück Pappe. Ich würde mir selbst so etwas niemals mit Genuss zubereiten, denn für diese geschmacklose »Materie« gehen zu viel Zeit und Geld drauf. Deshalb verwende ich hin und wieder Agavendicksaft, Reis- und Dattelsirup oder Honig. Natürlich sind solche Produkte nicht clean, sondern industriell erzeugt, denn auch Honig tropft nicht direkt aus dem Popo der Biene ins Glas. In geringem Maße sind solche Süßungsquellen aber auch nicht schädlich für unsere Gelenke. Ab und an ist alles erlaubt, wie du es vom 80:20-Prinzip (Seite 60) weißt.

Milchprodukte

Du beißt also auch nicht direkt ins Gras, auf dem doch die »ach so glücklichen« Kühe weiden, wenn du in geringen Mengen Kuhmilchprodukte zu dir nimmst. Deshalb gibt es zum Beispiel auch ein Rezept für einen Frühlingsquark auf Magerquarkbasis, weil er Kalzium für kräftige Knochen enthält. Ich halte einfach generell nichts von einer dogmatischen Lebensweise, denn ein spaßbefreites Leben führt zu Stress und Isolation, was weder unserer Lebensqualität noch den Gelenken schmeckt.

Was gibt's sonst noch?

Und apropos »dogmatisch«: Sei kreativ beim Zubereiten meiner Gerichte und mache sie zu deinen. Probiere zum Beispiel bei Pflanzendrinks und Nussmus, welche dir am besten schmecken, und variiere auch die Toppings nach Belieben. Je vielfältiger du deine Speisekarte gestaltest, desto gesünder ist dein Mikrobiom und desto knackiger dein Knorpel.

Achte bei der Auswahl deiner Lebensmittel aber auf die Zutatenliste. Viele Pflanzendrinks sind mit Haushaltszucker gesüßt und enthalten unzählige Zusatzstoffe, die überhaupt nicht notwendig sind. Bei frischem Obst und Gemüse ist die Saison entscheidend, damit sie dich mit dem höchsten Gehalt an Vitaminen und Mineralstoffen versorgen. Hast du mitten im Winter Lust auf Beeren, kaufe nicht die frische Variante, die eine Weltreise hinter sich hat, sondern nimm TK-Ware. Nutze beim Braten und Backen stets Öle, die hoch erhitzbar sind. Ich verwende zum Beispiel das Rapsöl mit Buttergeschmack von der Teutoburger Ölmühle und das raffinierte native Olivenöl von Sasso.

Trägst du überflüssige Kilos mit dir herum, die auf Gelenke und Gemüt drücken, wähle am Abend Mahlzeiten mit wenig Kohlenhydraten. Diese Gerichte sind im Rezeptteil entsprechend ausgezeichnet.

So, nun habe ich genug geschrieben, wetzen wir unsere Messer – nicht am sterilen OP-Tisch, sondern in unserer heimischen Küche.

Einkaufsliste: Das kannst du immer auf Vorrat haben

Getreide, Pseudogetreide & Hülsenfrüchte	Kuhmilchersatz	Glas/Dose	Saaten & Nüsse
☐ Buchweizenmehl	☐ Feta	☐ Cashewmus	☐ Cashewkerne
☐ Dinkel-Vollkornmehl	☐ Haferdrink	☐ cremige Kokosmilch	☐ Kokosflocken
☐ Haferflocken	☐ Haferjoghurt	☐ eingelegtes Gemüse	☐ Kokosraspel
☐ Hirse	☐ Kokosdrink	☐ getr. Tomaten (in Öl)	☐ Kürbiskerne
☐ Hirseflocken	☐ Kokosjoghurt	☐ Kichererbsen	☐ Leinsamen (geschrotet)
☐ rote Linsen	☐ Mandeldrink	☐ Kidneybohnen	☐ Mandelblättchen
☐ Rundkornnaturreis	☐ Reisdrink	☐ Kokosöl	☐ Mandeln (gehackt)
☐ Tellerlinsen	☐ Sojajoghurt	☐ Leinöl	☐ Pinienkerne
☐ Vollkornnudeln		☐ Mandelmus (weiß)	☐ Sonnenblumenkerne
☐ Vollkornreis		☐ Oliven	
		☐ Olivenöl (kalt gepresst extra vergine)	
		☐ Olivenöl (raffiniert)	
		☐ Rapsöl mit Buttergeschmack	
		☐ Senf	
		☐ stückige Tomaten	
		☐ Tahin (weiß)	
		☐ weiße Bohnen	
		☐ weißer Balsamico	

Gewürze & getrocknete Kräuter	TK-Ware	Süßungsmittel
☐ Ceylon-Zimt	☐ Beeren-Mix	☐ Agavendicksaft
☐ Chiliflocken	☐ grüne Erbsen	☐ Ahornsirup
☐ Curry-Mischung	☐ italienische Kräuter	☐ Honig
☐ Gemüsebrühe (hefefrei)	☐ Kürbiswürfel	☐ Reissirup
☐ Harissa	☐ Mais	
☐ Ingwer	☐ Mangowürfel	
☐ Kardamom (gemahlen)	☐ Suppengrün	
☐ Kreuzkümmel		
☐ Kurkuma		
☐ Lorbeerblätter		
☐ Meersalz		
☐ Muskat		
☐ Rosmarin		
☐ schwarzer Pfeffer		
☐ Thymian		
☐ Vanille (gemahlen)		

Obst, Gemüse & frische Kräuter

Obst	Gemüse	frische Kräuter
☐ Äpfel	☐ Blumenkohl	☐ Basilikum
☐ Bananen	☐ Brokkoli	☐ Koriander
☐ Blaubeeren	☐ grüne Erbsen	☐ Minze
☐ Datteln	☐ Gurken	☐ Petersilie
☐ dunkle Beeren	☐ Hokkaido-Kürbis	☐ Rosmarin
☐ Himbeeren	☐ Karotten	☐ Schnittlauch
☐ Kirschen	☐ Kartoffeln	
☐ Limetten	☐ Knoblauch	
☐ Mangos	☐ Porree	
☐ Zitronen	☐ Radieschen	
	☐ rote Chilis	
	☐ Rucola	
	☐ Sellerie	
	☐ Spargel	
	☐ Süßkartoffeln	
	☐ Tomaten	
	☐ Zwiebeln	

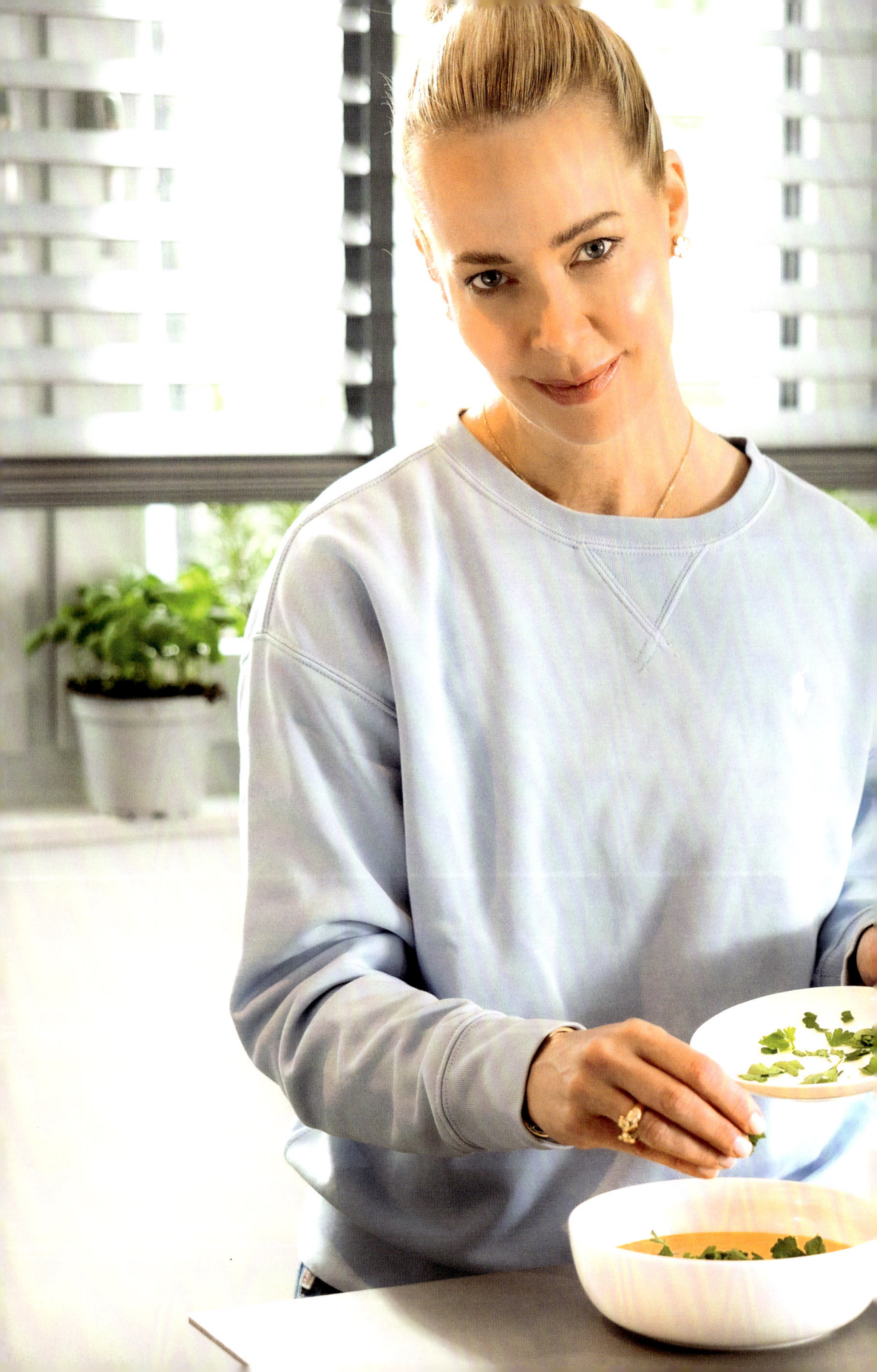

Rezepte

Und hier kommen sie nun: abwechslungsreiche, gesunde, cleane und ebenso leckere Gerichte, die perfekt in deinen Alltag passen.
Guten Appetit!

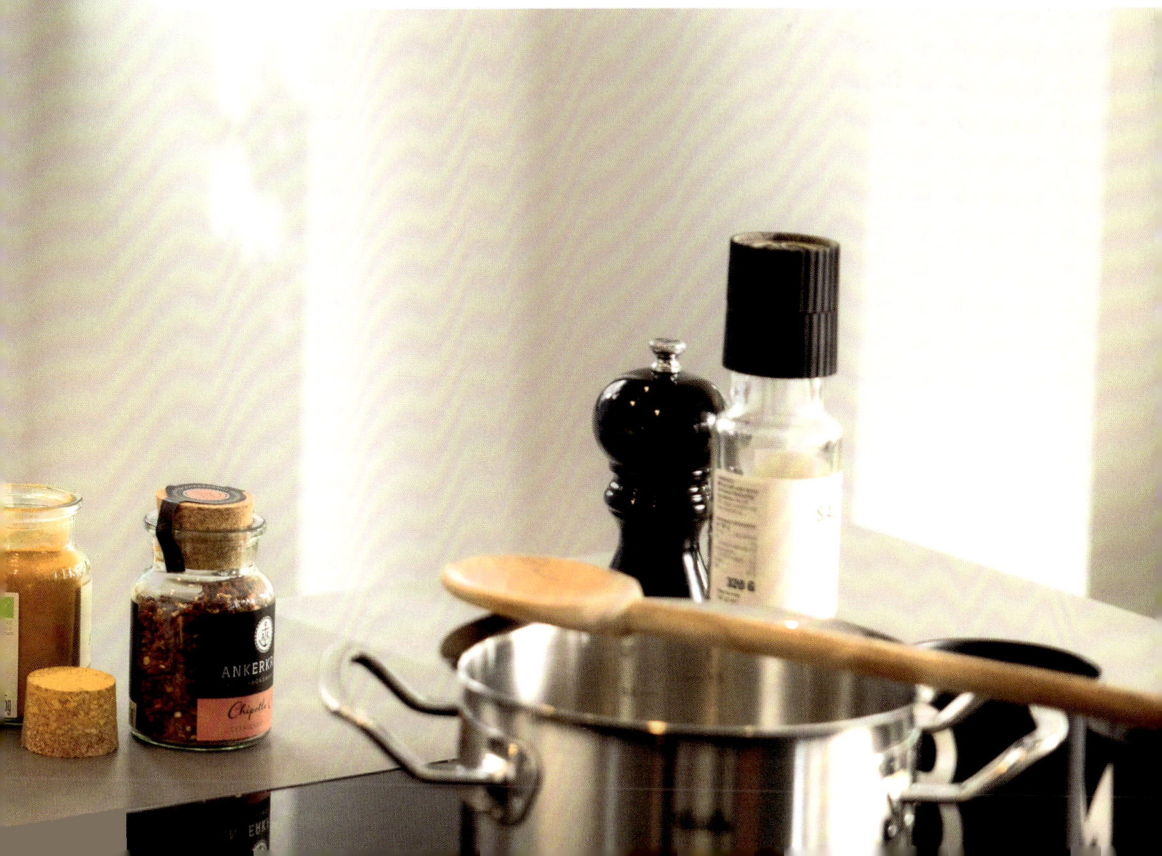

FRÜHSTÜCK

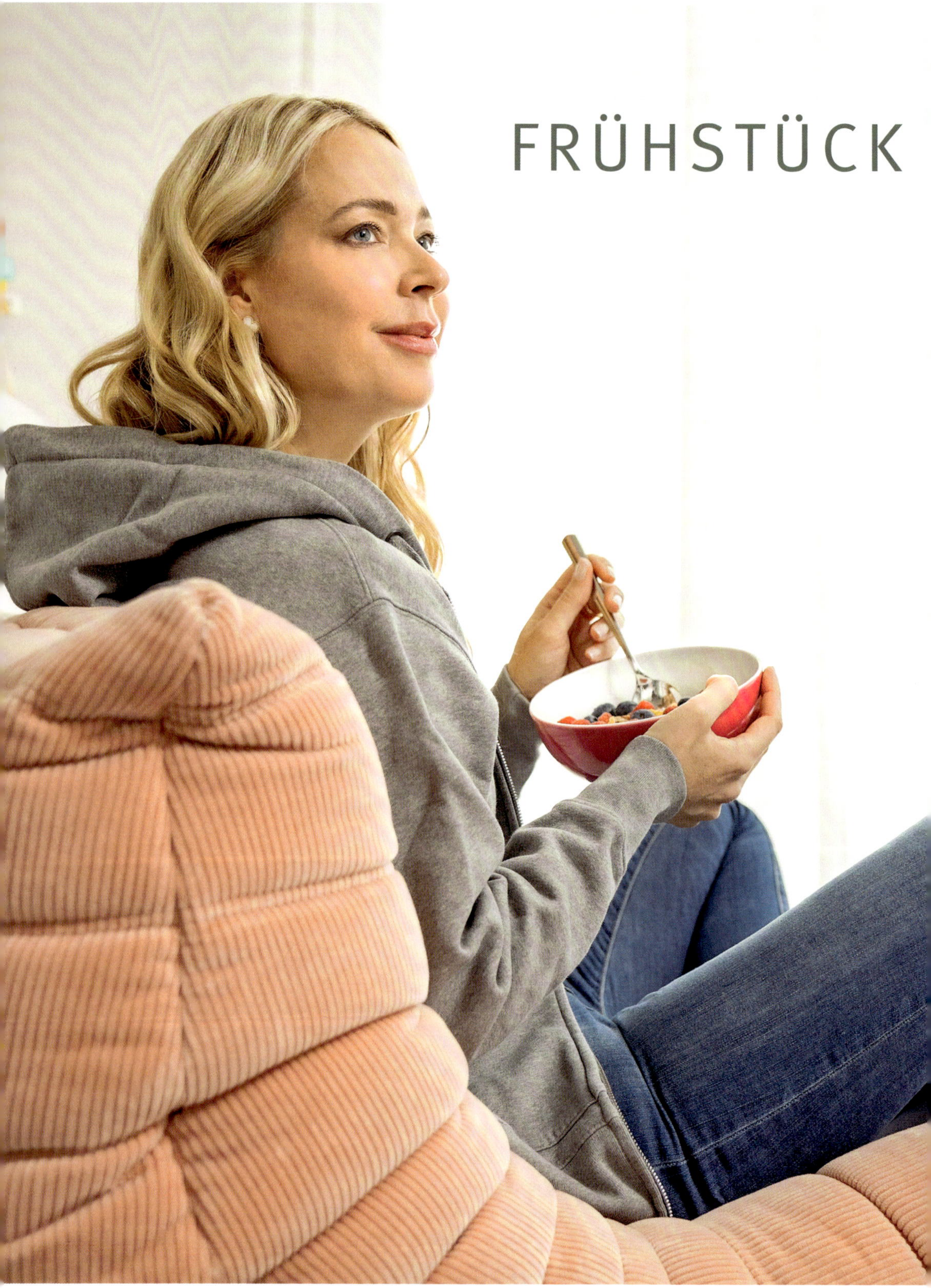

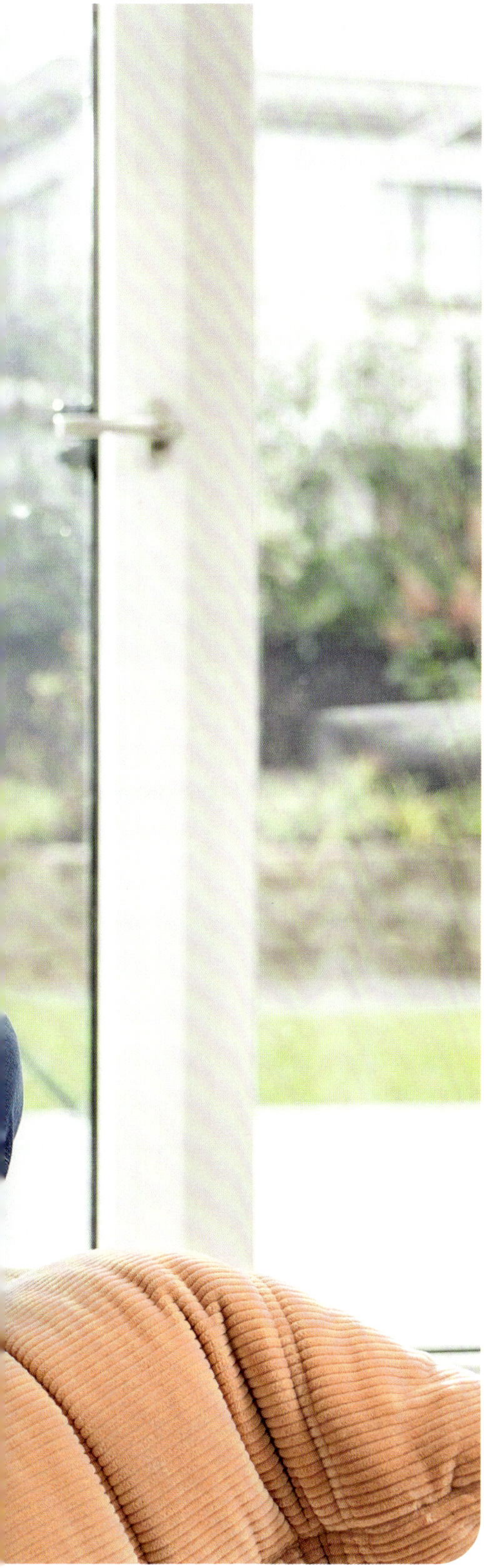

Energiegeladen und frisch in den Tag starten und dabei die Nährstoffdepots nachhaltig aufladen: In dieser Kategorie findest du leckere Frühstücksvarianten von süß bis herzhaft, von Bowls über Brote bis zu neu interpretierten Morgenklassikern.

Peanutbutter-Bowl

vegan
Für 2 Personen
10 Min.

1 Apfel • 2 Bananen • 100 g feine Haferflocken • 300 ml Wasser • 1 Prise Salz • 200 ml Haferdrink • 4 TL Erdnussbutter (ohne Zucker)

- Apfel entkernen und klein schneiden, Bananen mit einer Gabel zerdrücken. Obst und Haferflocken in einen Topf geben. Wasser, Salz und 100 ml Haferdrink hinzufügen und alles unter Rühren erhitzen.

- Nach 3 Min. Topf vom Herd nehmen, restlichen Haferdrink und Erdnussbutter unterrühren. Haferbrei in 2 Schalen füllen.

Das passt dazu: Beerenkonfitüre (Seite 147) als Topping; zusätzlich die Bowl mit ein paar Erdnüssen, Bananenstückchen und 1 TL Erdnussbutter garnieren.

Süßer Hirsebrei

vegan
Für 2 Personen
20 Min.

100 g Hirse • 1 Apfel • 200 ml Mandeldrink • 200 ml Wasser • 2 EL Rosinen • ½ TL gemahlene Vanille • 2 EL gehackte Mandeln

- Hirse unter fließendem Wasser in einem Sieb waschen. Apfel halbieren, entkernen und in kleine Stücke schneiden.

- Hirse, Apfel, Mandeldrink, Wasser, Rosinen und Vanille in einen Topf geben und aufkochen lassen. Den Brei bei niedriger Hitze 10 Min. köcheln lassen, anschließend weitere 5 Min. ziehen lassen. Auf 2 Schalen verteilen und mit den Mandeln garnieren.

Zimtige Overnight Oats

Meal Prep
Für 2 Personen
10 Min. + 12 Std. Ruhezeit

1 Apfel • 80 g feine Haferflocken • 200 ml Haferdrink • ½ TL Ceylon-Zimt • 1 TL Honig • 1 Prise Salz • 1 Prise Muskat • ca. 10 Cashewkerne

- Abends vorbereiten: Apfel halbieren, eine Hälfte in den Kühlschrank legen, die andere grob reiben (Schale dranlassen). Mit Haferflocken, Haferdrink, Zimt, Honig, Salz und Muskat gründlich vermengen. Abgedeckt über Nacht im Kühlschrank ruhen lassen.

- Am nächsten Morgen Cashews grob hacken und in einer Pfanne ohne Öl kurz anrösten. Zweite Apfelhälfte in Scheiben schneiden.

- Overnight Oats gründlich umrühren, auf 2 Schalen verteilen, mit Cashews und Apfelscheiben garnieren.

Himbeer-Kokos-Porridge

Für 2 Personen
10 Min.

80 g Haferflocken • 300 ml Wasser • 200 ml Kokosmilch • 2 MSP Kardamom • 100 g Himbeeren • 2 TL Kakaonibs • 3 TL Honig • 40 g Cashews • optional: 2 TL dunkle Schoko-Drops

- Haferflocken, Wasser, Kokosmilch und Kardamom in einen Topf geben, zum Kochen bringen und 3 Min. köcheln lassen. Himbeeren, Kakaonibs und Honig hinzugeben. Noch mal 3 Min. köcheln lassen.

- Cashewkerne in einer Pfanne ohne Öl kurz anrösten. Porridge auf 2 Schalen verteilen und mit Cashews toppen. Wer mag, gibt optional noch dunkle Schoko-Drops hinzu.

Doc Diessners Tipp

Für die in Kardamom enthaltenen Substanzen Cineol und Terpinylacetat konnte im Rahmen von wissenschaftlichen Studien nachgewiesen werden, dass sie antibakteriell wirken. Außerdem können sie Schmerzen lindern und haben eine stimmungsaufhellende Wirkung.

Coco-Loco-Porridge

glutenfrei
Für 1 Person
15 Min.

40 g Hirseflocken • 150 ml Mandeldrink • 100 ml Wasser • 1 EL Kokosflocken • 1½ TL Dattelsirup • 1 TL geschrotete Leinsamen • ½ TL gemahlene Vanille • 1 Banane • optional: 20 g Cashewkerne oder dunkle Schoko-Drops

- Alle Zutaten bis auf Banane und Cashews/ Schoko-Drops in einem Topf bei mittlerer Hitze unter ständigem Rühren ca. 5 Min. köcheln lassen. Nebenbei Banane in kleine Stücke schneiden. Dann zum Porridge geben und 2 Min. mitköcheln lassen.

- Das Porridge in eine Schüssel füllen. Optional Cashews in einer Pfanne ohne Fett kurz anrösten und als Topping übers Porridge geben oder dunkle Schoko-Drops verwenden.

Doc Diessners Tipp

Hirseflocken sind eine gute, leckere Alternative zu Haferflocken. Wer beim Getreide variiert, erhöht seine Bandbreite an Ballaststoffen. Hirse ist zudem ein optimaler Nährstofflieferant für gesunde Gelenke, weil sie reichlich Kieselsäure und Magnesium enthält. Auch Leinsamen liefern gesunde Ballaststoffe und wirken besonders entzündungshemmend aufgrund der enthaltenen Omega-3-Fettsäuren.

Geeiste Beeren-Bowl

vegan, low carb
Für 1 Person
10 Min.

150 g TK-Beeren-Mix • 100 ml Mandeldrink • 1 EL weißes Mandelmus • ½ TL gemahlene Vanille • 1 TL Agavendicksaft • Toppings: 30 g gemischte Beeren • 1 EL Haferjoghurt oder 1 EL Granola

- Gefrorenen TK-Beeren-Mix, Mandeldrink und -mus, Vanille und Agavendicksaft in einem Mixer cremig pürieren. In eine Schüssel füllen, mit gemischten Beeren bestreuen und 1 EL Haferjoghurt oder Granola als Topping daraufgeben.

Doc Diessners Tipp

Beeren gehören mit ca. 40 kcal pro 100 g zu den »leichtesten« Früchten. Trotzdem sind sie voller Antioxidantien, Vitamine und Ballaststoffe.
Ich habe die Beerenmischung von Dennree verwendet mit Brombeeren, Himbeeren, Blaubeeren, schwarzen Johannisbeeren – alles aus Bio-zertifizierter Wildsammlung.

» Geeiste Beeren-Bowl

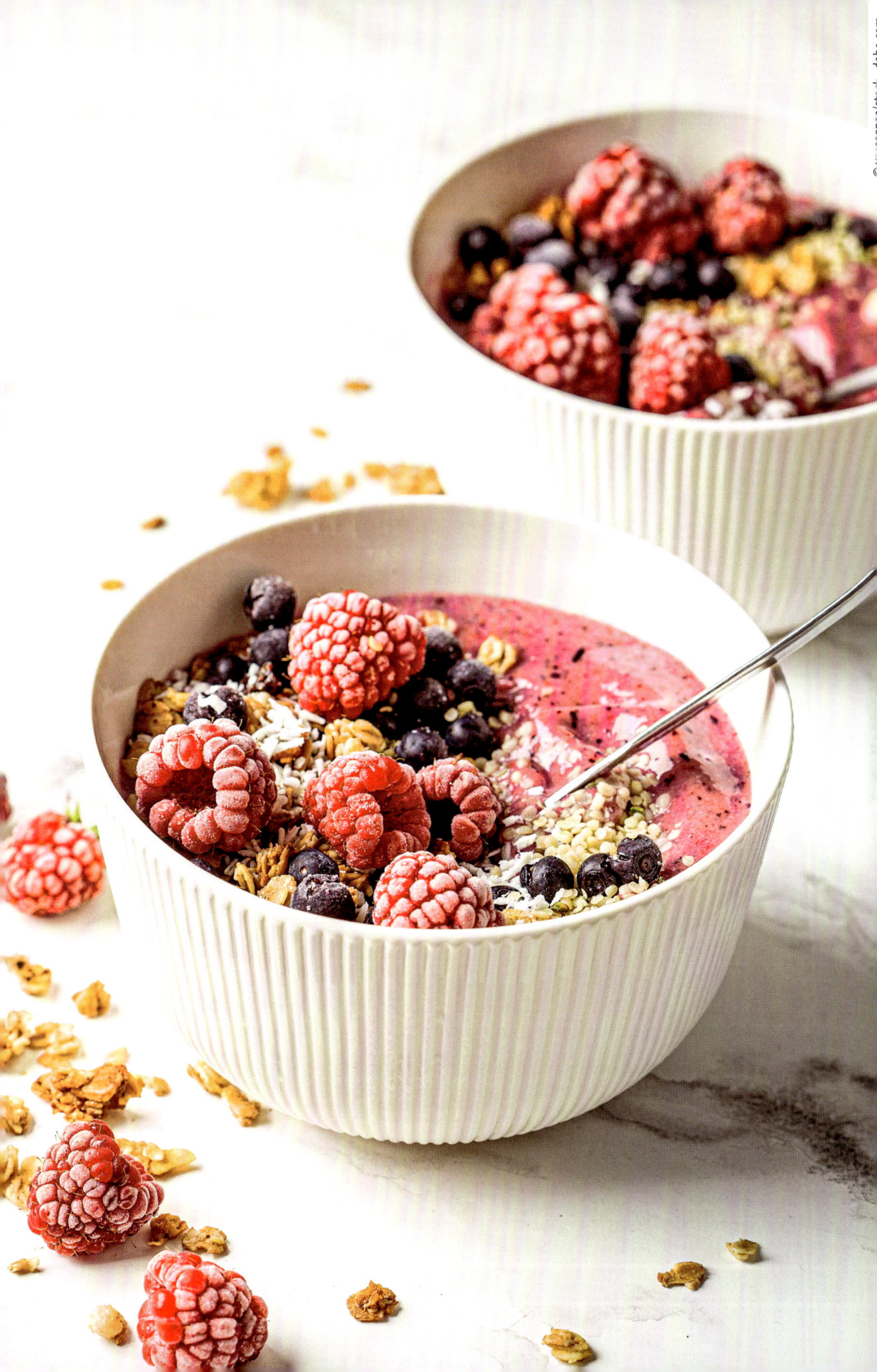

Basische Pancakes

vegan, glutenfrei, Meal Prep

Für 2 Personen

10 Min. + 20 Min. Ziehzeit

150 g Buchweizenmehl • 1 TL Weinsteinbackpulver • 200 ml Mandeldrink • 1 EL Agavendicksaft • 1 Prise Salz • 20–30 ml Wasser (je nach gewünschter Konsistenz) • Rapsöl mit Buttergeschmack (zum Anbraten) • optional: Ahornsirup

- Mehl, Backpulver, Mandeldrink, Agavendicksaft und Salz gründlich vermengen. Den Teig 20 Min. ziehen lassen. Nun Wasser je nach gewünschter Konsistenz hinzugeben und noch mal kurz verrühren.

- Etwas Rapsöl in einer Pfanne erhitzen und 1–2 Kellen Teig hinzugeben (nach gewünschter Größe). Von beiden Seiten goldbraun braten. Wer es noch süßer mag, gibt etwas Ahornsirup über die fertigen Pancakes.

Das passt dazu: Honigsüßes Apfelmus (Seite 150), Rote Grütze (Seite 152), pflanzlicher Joghurt, frisches Obst

Doc Diessners Tipp

Buchweizenmehl hat eine Bioverfügbarkeit von 77 Prozent für unseren Körper. Weizenmehl kommt nur auf 51 Prozent. Zudem ist Buchweizen basisch und wirkt einer Übersäuerung entgegen. Übrige Pancakes bewahre ich über Nacht im Kühlschrank auf und erwärme sie am nächsten Tag im Toaster.

Kurkuma-Latte-Bowl

vegan, glutenfrei

Für 1 Person

10 Min.

3 Scheiben Ingwer • 1 Banane, eingefroren, plus ½ Banane als Topping • 100 g TK-Mangowürfel • 250 ml Mandeldrink • 1 TL Leinöl • ½ TL Kurkuma • ½ TL Ceylon-Zimt • 1 Prise gemahlener Pfeffer • 1 Prise Kardamom • 20 g Mandelblättchen

- Ingwer schälen und klein hacken. Gemeinsam mit gefrorener Banane, Mango, Pflanzendrink, Öl und Kurkuma im Mixer cremig pürieren. Jetzt die restlichen Gewürze hinzufügen, alles noch mal gut mixen und in eine Bowl geben.

- Mandelblättchen ohne Fett in einer Pfanne rösten, dann ½ Banane in Scheiben schneiden und beides als Topping über die Bowl geben.

Doc Diessners Tipp

Ich verwende gerne Kurkuma, weil die Heilpflanze u. a. Alterungsprozesse der Zellen bremst und gleichzeitig entzündungshemmend wirkt. Da sie ein fettlösliches Gewürz ist, kann Kurkuma in Kombination mit gesunden Fetten besser vom Körper aufgenommen werden. Der schwarze Pfeffer steigert die Bioverfügbarkeit zusätzlich.

Knusprige Dinkelbrötchen

vegan
Für 8 Brötchen
15 Min. + 30 Min. Backzeit

Für den Teig:
- 500 g Dinkel-Vollkornmehl plus etwas mehr zum Bestäuben
- 1 Pck. Trockenhefe
- 3 EL raffiniertes (wichtig!) Olivenöl
- 1 TL Dattelsirup
- 2 TL Salz
- 300 ml lauwarmes Wasser

Optionale Toppings:
- Saaten (Kürbis-, Sonnenblumenkerne, Sesam)
- grobes Meersalz
- Kümmel

- Für den Teig alle Zutaten (außer den Toppings) mit der Hand oder einer Küchenmaschine durchkneten. Ich habe eine Küchenmaschine genutzt, sie zunächst 1 Min. auf niedrigster Stufe arbeiten lassen, damit sich die Zutaten gut verbinden, dann noch einmal auf höchster Stufe 7 Min. kneten lassen.

- Die fertige Teigkugel mit Dinkelmehl bestäuben und anschließend 8 Brötchen daraus formen. Ein Schälchen mit kaltem Wasser füllen und die Teiglinge kurz mit der Oberseite reindippen. Dann mit Toppings nach Geschmack bestreuen.

- Teiglinge auf ein mit Backpapier ausgelegtes Backblech legen und mit etwas kaltem Wasser besprenkeln. In den kalten Ofen auf die mittlere Schiene schieben. Auf die unterste Schiene einen Rost schieben und ein mit Wasser gefülltes hitzebeständiges Gefäß daraufstellen. So werden deine Brötchen knuspriger.

- Dann den Ofen auf 200 Grad einstellen und die Brötchen 30 Min. backen.

Das passt dazu: Beerenkonfitüre (Seite 147) und Olivendip (Seite 147)

Variante: Um den süß-herzhaften Kontrast noch zu verstärken, gib in den Teig 4 grüne entsteinte Oliven (in Scheiben geschnitten) sowie 3 Datteln (in kleine Stücke gehackt) und bestreue die Teiglinge vor dem Backen mit grobem Meersalz.

Doc Diessners Tipp

Aufgrund der hohen Temperatur unbedingt raffiniertes Olivenöl verwenden, um die Bildung krebserregender Verbindungen (Acrolein) zu vermeiden!

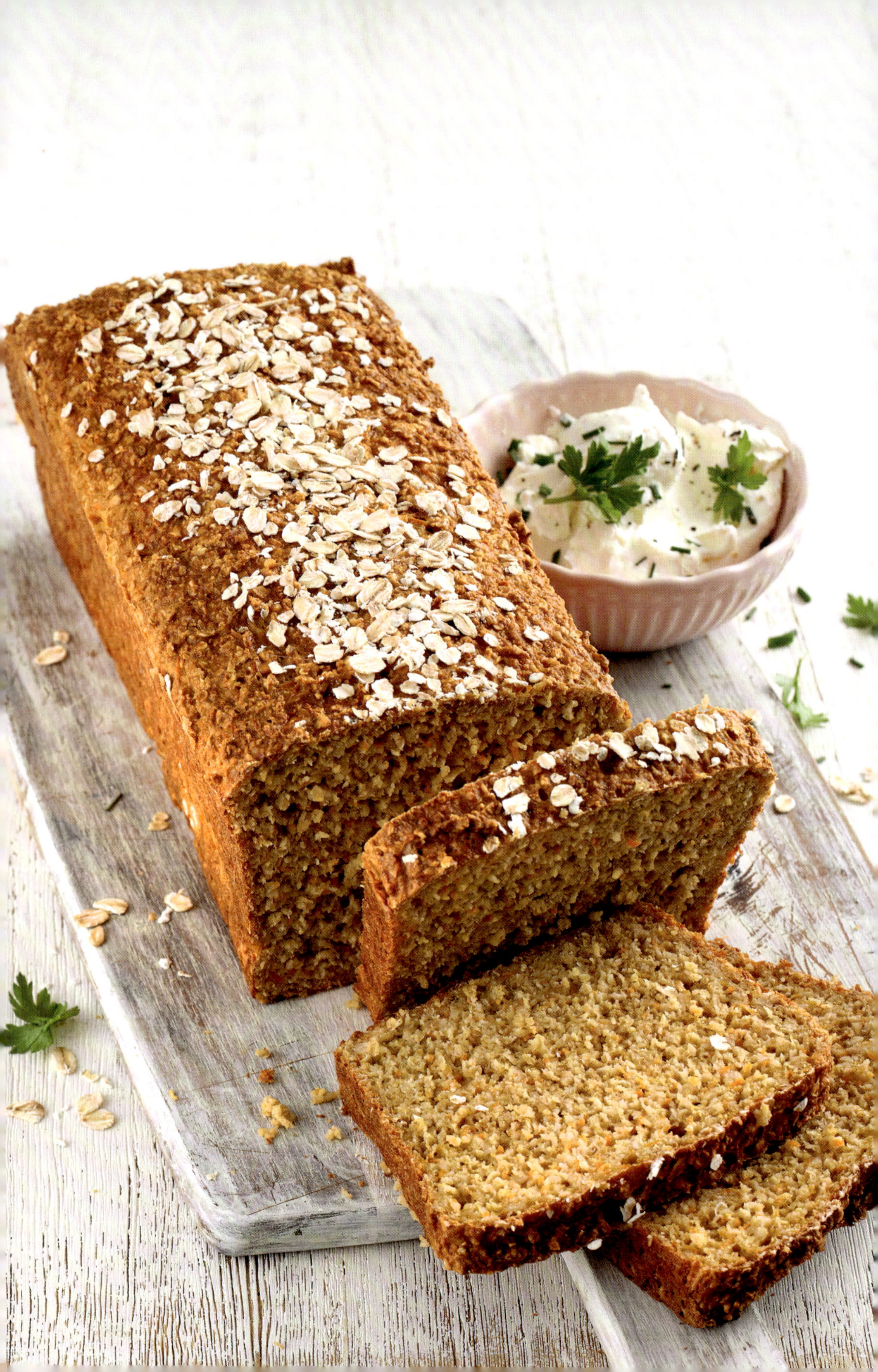

Doc Diessners Lieblingsbrot

vegan
Für 1 Brot
10 Min. + 1 Std. Backzeit

700 g Dinkel-Vollkornmehl • 1 Pck. Weinsteinbackpulver • 1–2 EL Brotgewürz (Anis, Fenchel, Kümmel) • 1 EL Salz • 3 EL Samen und Kerne (Sonnenblumen- und Kürbiskerne, Sesam- und Leinsamen) • 1 Karotte • 700 ml lauwarmes Wasser • 1 EL Haferflocken als Topping

- Den Backofen auf 200 Grad vorheizen. Mehl, Backpulver, Brotgewürz, Salz, Samen und Kerne vermengen. Karotte fein raspeln und mit dem lauwarmen Wasser hinzugeben. Gründlich mit einem Kochlöffel verrühren. Nicht wundern: Der Teig wird relativ klebrig sein.

- Die Masse nun in eine Brotbackform geben und die Haferflocken als Topping drüberstreuen. Damit die Kruste später noch knuspriger wird, ein paar Wassertropfen auf den Teig spritzen und eine ofenfeste Schale mit Wasser auf den Backofenboden stellen. Das Brot ca. 1 Std. backen und vor dem Verzehr kurz abkühlen lassen.

Wunderbar schnelles Brot

vegan, glutenfrei
Für 1 Brot
5 Min. + 3 Std. Quellzeit + 80 Min. Backzeit

500 ml Wasser • 1 Pck. Backmischung Wunderbrød von Bauckhof

- Einfacher geht's nicht: Nicht als Werbung, sondern einfach aus Überzeugung empfehle ich die Wunderbrød-Backmischung von Bauckhof: keine Hefe, kein Mehl, glutenfrei und ohne industrielle Zusatzstoffe!

- Das Wasser mit dem Packungsinhalt gut vermengen und den Teig 3 Std. oder auch über Nacht in einer Schüssel im Kühlschrank quellen lassen.

- Die Teigmasse in eine Form geben oder mit den Händen einen Brotlaib formen, in den kalten Backofen stellen und anschließend 80 Min. bei 200 Grad backen. Fertig.

« Doc Diessners Lieblingsbrot

DIY-Knäcke mit Oliven-Power

vegan
Für 1 Backblech
10 Min. + 10 Min. Quellzeit + 50 Min. Backzeit

200 g Haferflocken • 50 g Oliven, entsteint • 40 g Kerne (Kürbis- und Sonnenblumenkerne) • 200 ml Wasser • 20 g geschrotete Leinsamen • 2 TL getrocknete Kräuter • ½ TL Salz

- In einem Mixer 50 g Haferflocken zu Mehl verarbeiten. Wer Hafermehl daheim hat, nimmt davon direkt 50 g. Oliven in feine Scheiben schneiden, einige davon sowie ein paar Kerne als Topping zurückbehalten. Alle anderen Zutaten nun gründlich vermengen und 10 Min. quellen lassen.

- Ein Backblech mit Backpapier auslegen und den Backofen auf 160 Grad vorheizen. Teigmasse gleichmäßig auf dem Backblech dünn verstreichen. Die beiseitegelegten Olivenscheiben und Kerne darauf verteilen und alles 15 Min. backen.

- Das Blech kurz aus dem Ofen holen und die Knäckebrot-Masse mit einem Messer nach Belieben in Stücke schneiden. Weitere 35 Min. backen. Herausholen und, damit das Knäckebrot beim Abkühlen nicht »schwitzt«, die Stücke auf ein Gitter oder einen Rost legen.

Das passt dazu: Frühlingsquark (rechts) oder Himmlischer Hummus (Seite 145)

Frühlingsquark

low carb
Für 2 Personen
10 Min.

100 g Salatgurke • 4 Radieschen • 1 kleines Bund gem. Kräuter (Basilikum, Dill, Petersilie, Schnittlauch) • 2 Frühlingszwiebeln • 300 g Magerquark • 4 EL Pflanzendrink • 2 EL Leinöl • Salz & Pfeffer

- Gurke schälen, der Länge nach vierteln, mit einem Löffel entkernen und in kleine Stücke schneiden. Radieschen in dünne Scheiben schneiden. Die Blätter der Kräuter von den Stielen abzupfen und gemeinsam mit den Frühlingszwiebeln fein schneiden.

- Quark, Pflanzendrink und Leinöl cremig rühren. Gurke, Radieschen, Frühlingszwiebeln und Kräuter hinzugeben und mit Salz und Pfeffer abschmecken.

Das passt dazu: Doc Diessners Lieblingsbrot (Seite 99) und DIY-Knäcke (links)

Kurkuma-Rührei

low carb

Für 2 Personen

10–15 Min.

4 Eier • 1 TL Kurkuma • ½ TL Harissa • 1 EL italienische Kräuter (TK) • Salz & Pfeffer • 1 TL Rapsöl

- Alle Zutaten außer dem Öl gründlich vermengen. Rapsöl in einer Pfanne erhitzen, die Eiermasse in die Pfanne geben. Immer wieder mit einem Holzlöffel umrühren, bis die Eier langsam stocken, aber die Masse noch immer saftig ist.

Das passt dazu: Doc Diessners Lieblingsbrot (Seite 99)

Kräuter-Knaller-Omelett mit grünem Spargel

glutenfrei, low carb

Für 2 Personen

20 Min.

3 Stangen grüner Spargel • 2 EL Rapsöl mit Buttergeschmack • Salz & Pfeffer • 1 Handvoll glatte Petersilie • ¼ Bund Schnittlauch • 1 rote Zwiebel • 30 g Parmesan oder Manchego • 6 Eier • 3 EL Wasser • 1 EL Tomatenmark

- Die holzigen Enden vom Spargel abschneiden. Spargel in schräge, ca. 2 cm lange Stücke schneiden und in einer Pfanne in 1 EL Rapsöl 7 Min. anbraten. Salzen und pfeffern. Beiseitestellen.

- Kräuter fein hacken. Zwiebel in kleine Stückchen schneiden. Käse reiben. Eier, Wasser, Salz und Pfeffer mit einer Gabel mind. 30 Sek. aufschlagen. Tomatenmark zugeben und ebenfalls unterquirlen. Dann die Kräuter hinzugeben.

- In einer kleinen beschichteten Pfanne ½ EL Öl erhitzen, die Hälfte der Masse hineingeben und bei schwacher Hitze stocken lassen. Wenn das Omelett fast vollständig gestockt ist, Käse und Spargel zugeben. Etwas pfeffern.

- Das Omelett aus der Pfanne auf einen Teller gleiten lassen, ggf. im Ofen warm halten, das zweite Omelett ebenso braten.

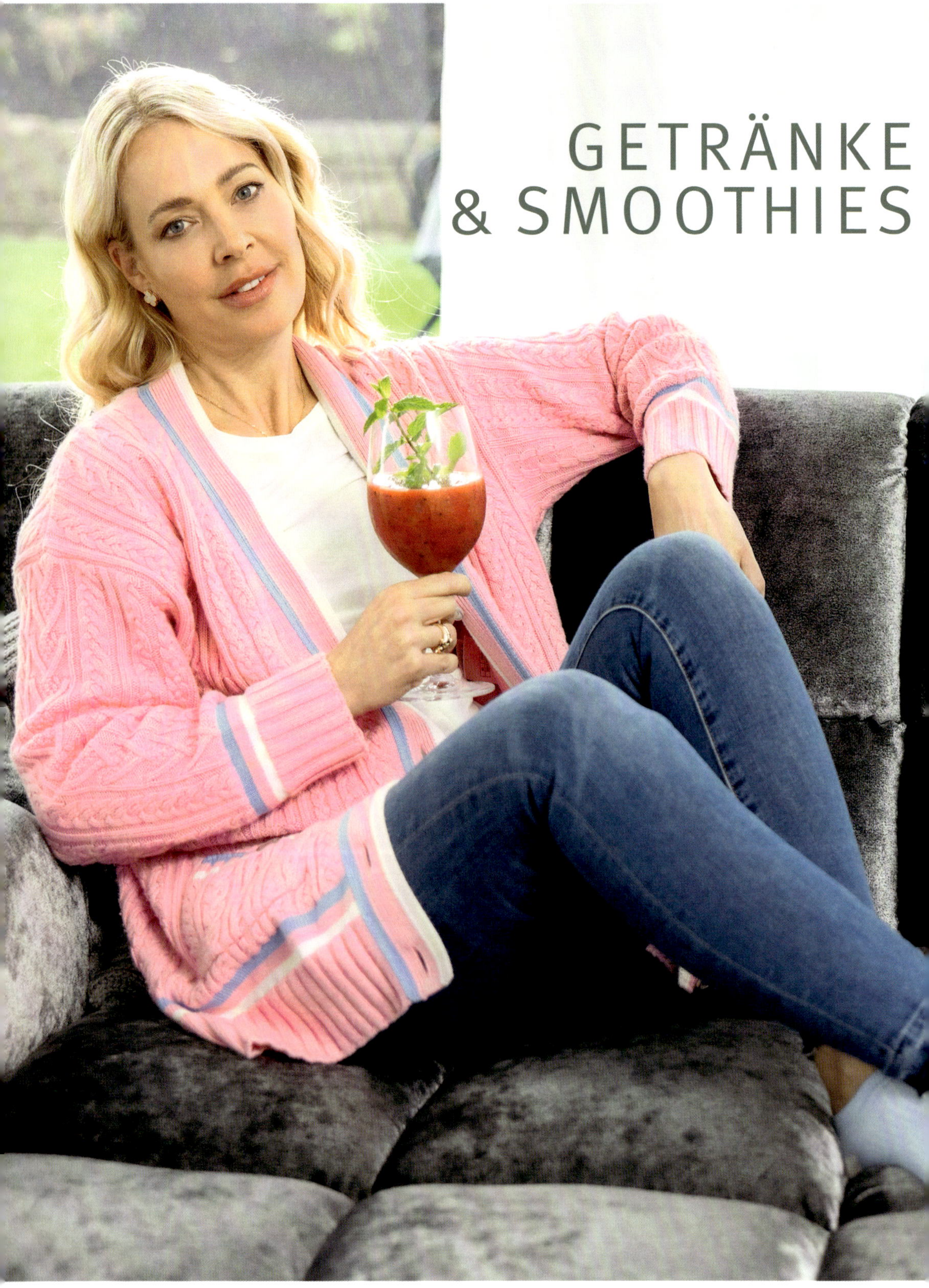

GETRÄNKE & SMOOTHIES

Kühle Erfrischungen, aufmuntern-de Wärmequellen und absolute Health-Booster: Trinken ist nicht nur essenziell, es kann auch so vielseitig sein.

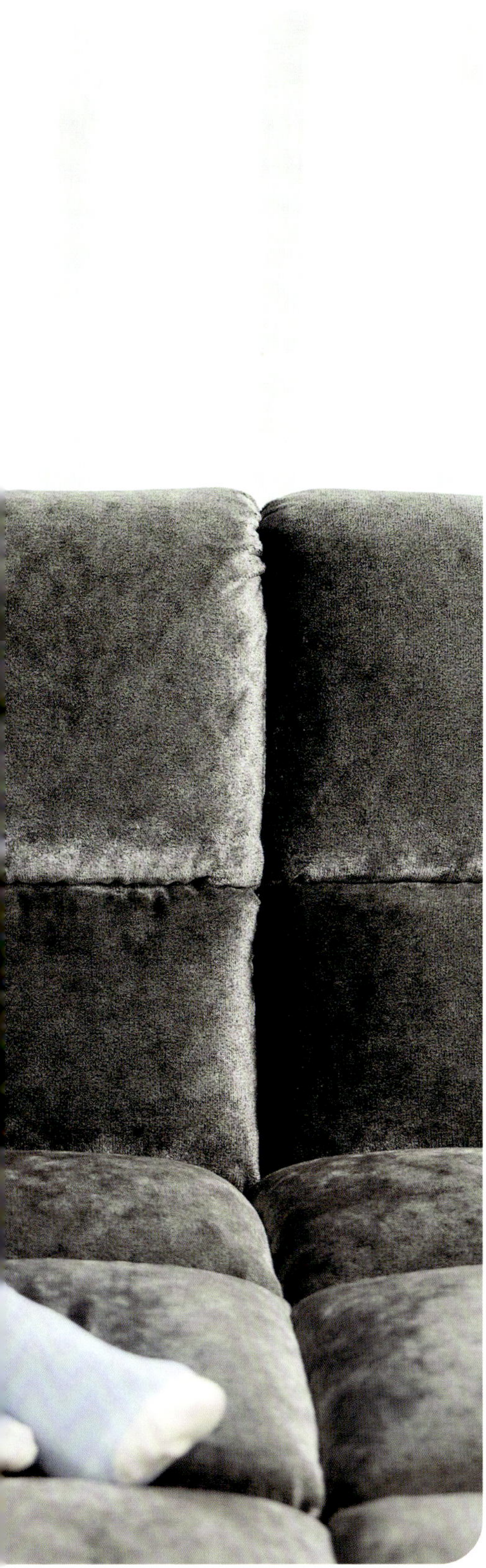

Ingwer-Zitronen-Wasser

Für 2 Gläser
5 Min. + 10 Min. Ziehzeit

1 Stück Ingwer (ca. 1 cm dick) • etwas frische Minze • 400 ml heißes Wasser • Saft von ½ Zitrone • optional: 1 TL Honig

- Ingwer in dünne Scheiben schneiden. Die Minzblätter hinzugeben und Wasser darüber gießen. Alles 10 Min. ziehen lassen.

- Das Getränk in ein neues Gefäß abseihen. Den Zitronensaft nach 3 Minuten hinzugeben. Wer es etwas süßer mag, rührt noch 1 TL Honig ins Ingwer-Zitronen-Wasser.

Heiße Schokolade

Für 2 Tassen
10 Min.

250 ml Haferdrink • 2 Medjool-Datteln, entsteint • 1 EL Kakao • ½ TL Ceylon-Zimt • optional: 1 Prise schwarzer Pfeffer

- Haferdrink und Datteln in einem Mixer pürieren, bis keine Stückchen mehr vorhanden sind.

- Zusammen mit den anderen Zutaten in einem Topf erwärmen. Häufig umrühren, bis die gewünschte Temperatur erreicht ist und sich das Kakaopulver komplett verteilt hat.

Mango-Lassi

Für 2 Gläser
5 Min.

150 g Mango (frisch oder TK) • 200 g Kokosjoghurt • 100 ml Wasser • Saft von ½ Limette • 1 EL Agavendicksaft • ½ TL gemahlene Vanille • Minzblätter zum Garnieren

- Alle Zutaten im Mixer pürieren, bis der Lassi schön cremig ist. Mit Minzblättern garnieren.

Doc Diessners Tipp

Besonders an heißen Tagen ersetze ich einen Teil des Wassers gerne durch Eiswürfel. Erfrischung pur! Oder mit 2 Eiswürfeln mit Bonus (Seite 112) servieren.

» Mango-Lassi

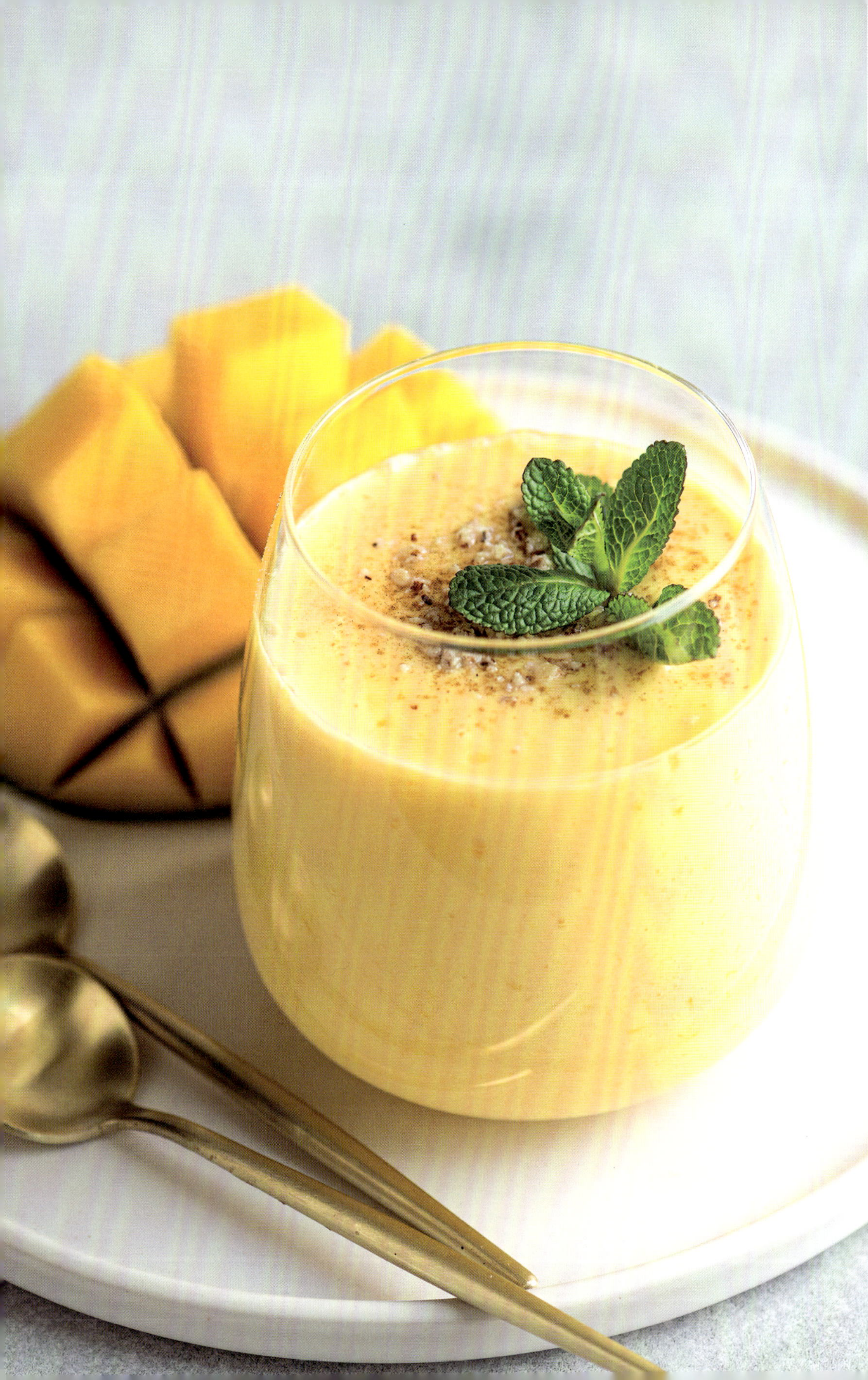

© CHZU Stock - adobe.com

Grüner Eistee

Für ca. 1 l

5 Min. + 5 Min. Ziehzeit + Abkühlzeit

- 1 Stück Ingwer (1 cm dick)
- 4 TL loser Grüntee oder 4 Teebeutel
- 1 l Wasser
- 1 Handvoll Minzblätter
- 1 Zitrone
- optional: Honig

● Ingwer in Scheiben schneiden. Zusammen mit Grüntee mit 0,5 l kochendem Wasser übergießen und 5 Min. ziehen lassen. Umrühren und in ein Gefäß mit 0,5 l kaltem Wasser abseihen. Minze hinzugeben und abkühlen lassen.

● Den frisch gepressten Zitronensaft zum kalten Tee geben und nach Geschmack mit Honig süßen.

Doc Diessners Tipp

Durch die enthaltenen Catechine, besonders das Epigallo-Catechin-3-Gallat (EGCG), hat der Tee starke antioxidative Eigenschaften. Minze wirkt über eine Stimulation der Kälterezeptoren kühlend, entspannend und schmerzstillend. Ingwer stärkt das Immunsystem und bringt den Stoffwechsel in Schwung.

Matcha Latte

Für 1 Glas
10 Min.

½–1 TL Matchapulver (je nach gewünschter Stärke) • 50 ml heißes Wasser (80 Grad) • 200 ml Pflanzendrink • ½ TL gemahlene Vanille • optional: 1 TL Reissirup oder Agavendicksaft

- Matchapulver mit dem heißen Wasser aufgießen. Mit einem Matcha- oder Schneebesen schaumig schlagen.
- Pflanzendrink erhitzen, Vanille hinzugeben und aufschäumen (Milchaufschäumer).
- Pflanzendrink in ein Glas geben und den Tee vorsichtig über den Rand in das Glas gießen. Optional mit Reissirup oder Agavendicksaft süßen.

Doc Diessners Tipp

Am besten eignet sich Soja- oder Haferdrink. Je nach verwendeter Sorte muss man den Matcha Latte mehr oder weniger süßen.

Grüner Power-Smoothie

Für 2 Gläser
5 Min.

1 kl. Banane • ¼ Salatgurke • 1 Stück Ingwer (ca. 1 cm dick) • 2 EL Zitronensaft • 1 Handvoll Babyspinat • 1 EL Leinöl • 1 Handvoll glatte Petersilie • 50 ml Wasser • 50 ml Orangendirektsaft

- Banane und Gurke schälen und in Scheiben schneiden. Ingwer schälen. Alles zusammen mit den weiteren Zutaten im Mixer cremig pürieren.

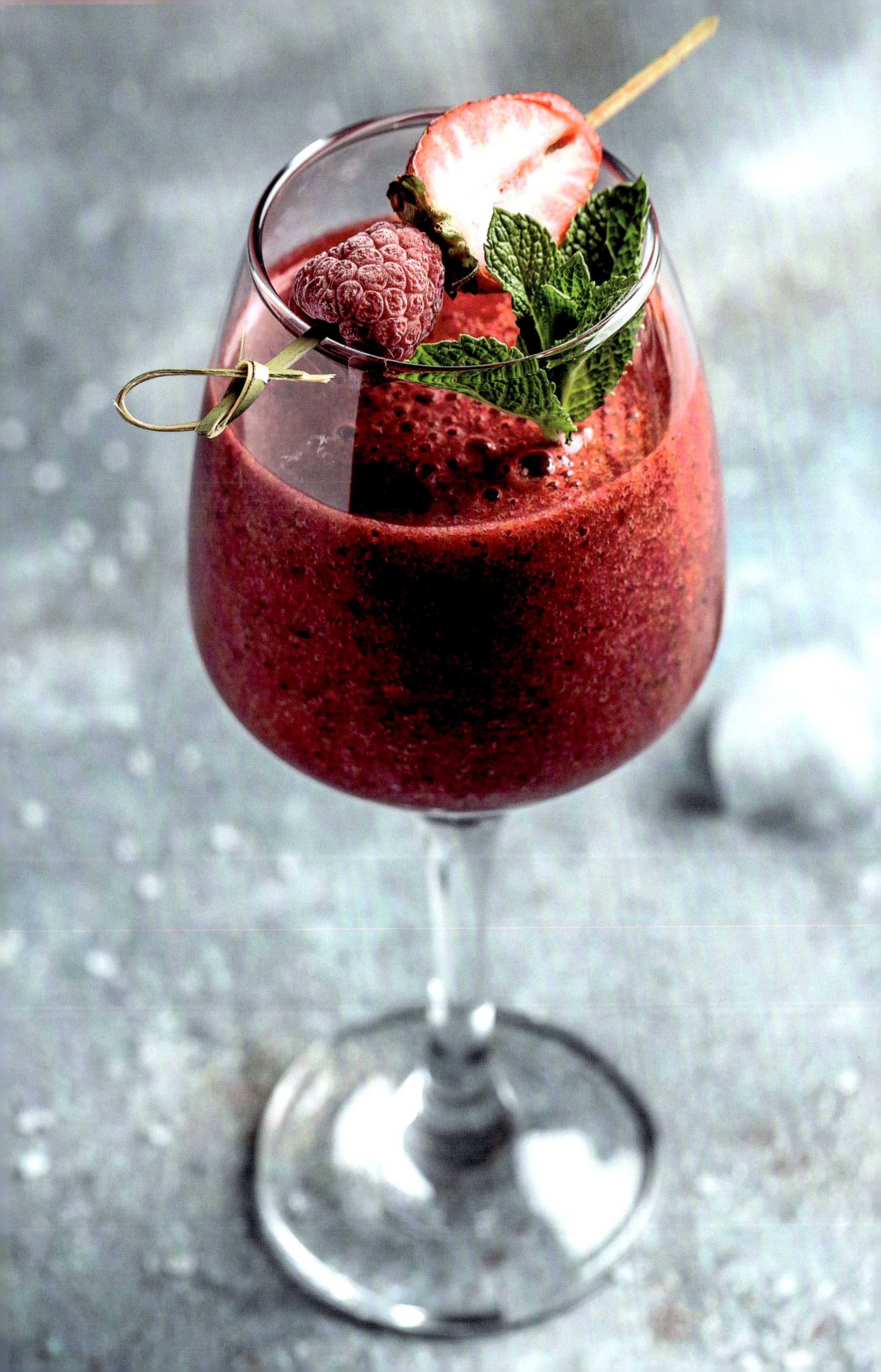

Roter Glückssmoothie

Für 2 Gläser
5 Min.

1 Banane • 120 g Blaubeeren • 150 g TK-Beeren-Mix • 1 EL Honig • ca. 150 ml Wasser

● Banane in kleine Stücke schneiden. Alle Zutaten im Mixer pürieren. Je nach gewünschter Konsistenz etwas mehr oder weniger Wasser verwenden.

Das passt dazu: frische Beeren und Minzblätter als Topping

Anti-Pain-Shot

Für 2 Shots
20 Min.

250 ml Wasser • 1 daumendicke Scheibe Ingwer • 1 TL Kreuzkümmelsamen • 5 schwarze Pfefferkörner • ½ TL Kurkuma • 1 Prise Salz • 1 TL Zitronensaft

● Alle Zutaten bis auf den Zitronensaft in einem Topf bei mittlerer Hitze 15 Min. köcheln lassen. Die Gewürze absieben und die Flüssigkeit etwas abkühlen lassen. Erst dann den Zitronensaft hinzugeben. Einen Shot ½ Stunde vor dem Essen trinken.

Doc Diessners Tipp

Der Shot schmeckt ... na ja, wie Arsch auf Eimer, aber er wirkt gut gegen Gelenkschmerzen. Das gelingt durch die entzündungshemmenden Inhaltsstoffe. Also einmal den Genuss in die zweite Reihe verbannen, Kopf in den Nacken und den Gelenken etwas Gutes tun.

« Roter Glückssmoothie

DIY-Reisdrink

Für ca. 1 l
⏲ 15 Min.

125 g Vollkornreis • 1 l Wasser • 1 Prise Salz • optional: 1–2 Medjool-Datteln, entsteint

- Reis mit 250 ml Wasser nach Packungsangabe kochen. Restliches Wasser, Salz und gekochten Reis in einen Mixer geben. Optional die Datteln hinzufügen. Alles cremig pürieren und die Flüssigkeit durch einen Nussmilchbeutel oder ein Baumwoll-Geschirrtuch in eine Schüssel abgießen. Vorsichtig durch den Stoff drücken, bis kaum noch Flüssigkeit im Beutel oder im Tuch ist.

Doc Diessners Tipp

Pflanzendrinks lassen sich schnell und einfach selbst herstellen. Mit natürlichen Zutaten, ganz nach deinem Geschmack (süß, mit 1 Prise Salz oder neutral) und vor allem ohne künstliche Inhaltsstoffe oder Haushaltszucker. Bei allen Rezepten empfehle ich dir, vor dem Abgießen durch Beutel oder Tuch die Konsistenz zu kontrollieren. Ist dir der Pflanzendrink noch zu dickflüssig, kannst du etwas Wasser hinzugeben. Experimentiere außerdem mit Gewürzen und gib deiner Pflanzenmilch mit etwas Zimt oder gemahlener Vanille das gewisse Etwas.

DIY-Mandeldrink

Für ca. 1 l
⏲ 15 Min. + 6 Std. Einweichzeit

200 g Mandeln • 1 l Wasser • optional: 1–2 Medjool-Datteln, entsteint

- Mandeln in ausreichend Wasser mind. 6 Std. einweichen. Anschließend das Wasser abgießen.

- Alle Zutaten in einem Hochleistungsmixer fein pürieren. Die Flüssigkeit durch einen Nussmilchbeutel oder ein Baumwoll-Geschirrtuch in eine Schüssel abgießen. Dabei vorsichtig durch den Stoff drücken, bis kaum noch Flüssigkeit im Beutel oder im Tuch ist. In einer luftdichten Flasche hält sich der Drink im Kühlschrank 5–7 Tage.

DIY-Cashewdrink

Für ca. 1 l
⏲ 15 Min. + 3–4 Std. Einweichzeit

200 g Cashewkerne • 1 l Wasser

● Auch der Cashewdrink folgt dem gleichen Ablauf: Cashews in einer Schüssel in reichlich Wasser 3-4 Std. einweichen, das Wasser im Anschluss abgießen.

● Cashews und Wasser in einem Hochleistungsmixer fein pürieren. Die Flüssigkeit durch einen Nussmilchbeutel oder ein Baumwoll-Geschirrtuch in eine Schüssel abgießen. Dabei vorsichtig durch den Stoff drücken, bis kaum noch Flüssigkeit im Beutel oder im Tuch ist. In einer luftdichten Flasche hält sich der Drink im Kühlschrank 5–7 Tage.

Doc Diessners Tipp

Den Cashewdrink kannst du natürlich ebenfalls mit Datteln oder etwas Dattelsirup sowie nach Belieben mit 1 Prise Salz verfeinern.

DIY-Haferdrink

Für ca. 1 l
⏲ 15 Min.

1 l kaltes Wasser • 90 g Haferflocken • 1 Prise Salz • optional: 1–2 Medjool-Datteln, entsteint (süße Variante)

● Alle Zutaten in einem Hochleistungsmixer 45 Sek. auf hoher Stufe mixen. Kurz pausieren, dann noch mal 45 Sek. mixen. Das Wasser darf sich nicht zu sehr erwärmen, sonst verschleimt der Hafer. Im Sommer z. B. mit einem Eiswürfel gegensteuern und die Temperatur auf diese Weise niedrig halten.

● Die Flüssigkeit durch einen Nussmilchbeutel oder ein Baumwoll-Geschirrtuch in eine Schüssel abgießen. Vorsichtig durch den Stoff drücken, bis kaum noch Flüssigkeit im Beutel oder im Tuch ist. In einer luftdichten Flasche hält sich der Haferdrink im Kühlschrank 5–7 Tage.

Sommerlicher Banana-Mix

Für 2 Gläser

5 Min.

1 Banane • 250 ml Mandeldrink • 1 EL weißes Mandelmus • 1 geh. EL Haferflocken • ½ TL Agavendicksaft • 1 TL Kakaonibs

● Alle Zutaten in einem Mixer cremig pürieren. Schmeckt gekühlt besonders gut.

Eiswürfel mit Bonus

Für beliebig viele

5 Min. + Gefrierzeit

Erdbeeren • Minzblätter • Zitronenscheiben • Blaubeeren • Himbeeren

● Schnelles sommerliches Gimmick: Eiswürfel-Behälter mit Trinkwasser füllen und pro Würfel eine frische Zutat hinzufügen. Die fertigen Eiswürfel einfach ins Getränk geben. Erfrischt und spendet Aroma.

» Eiswürfel mit Bonus

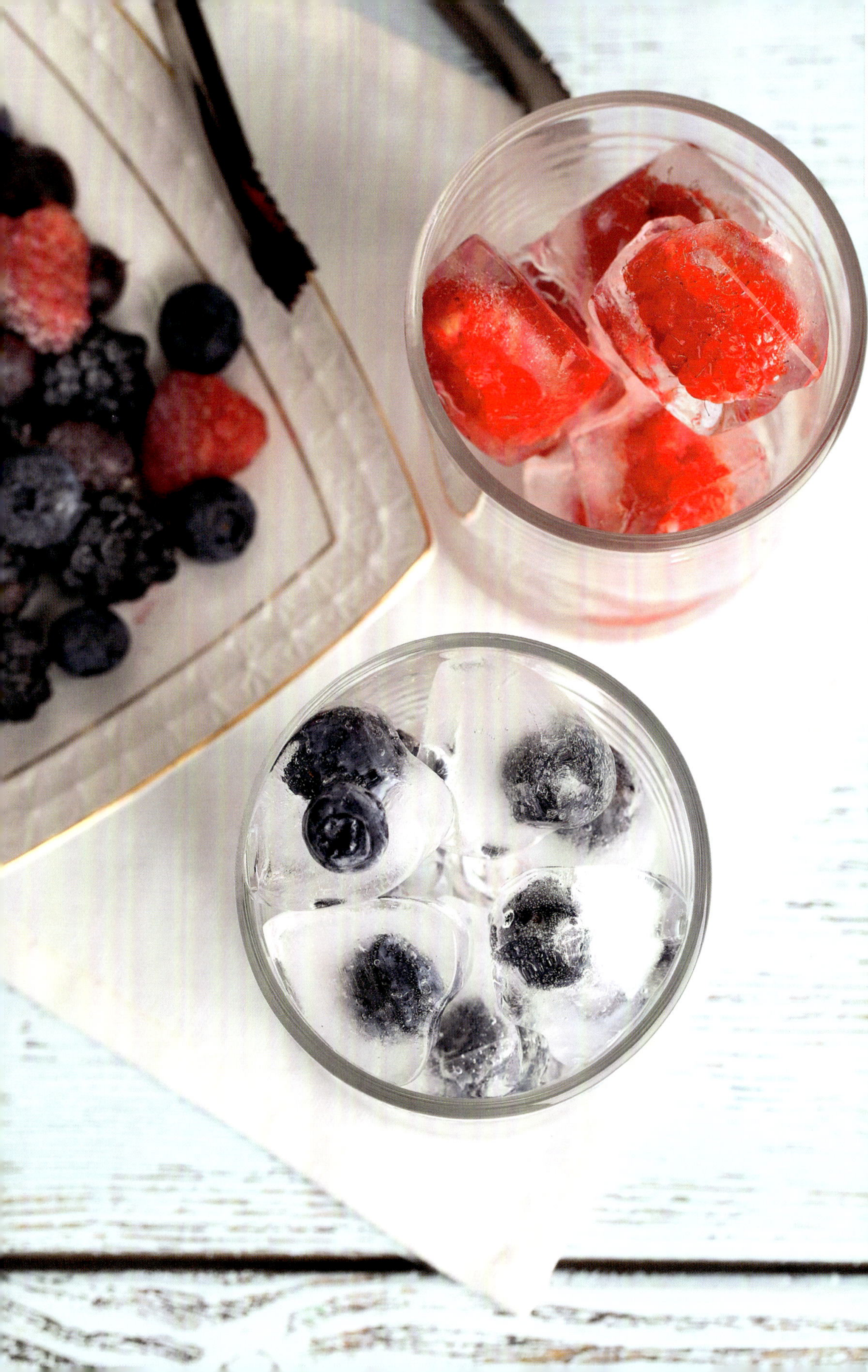

© Africa Studio/stock.adobe.com

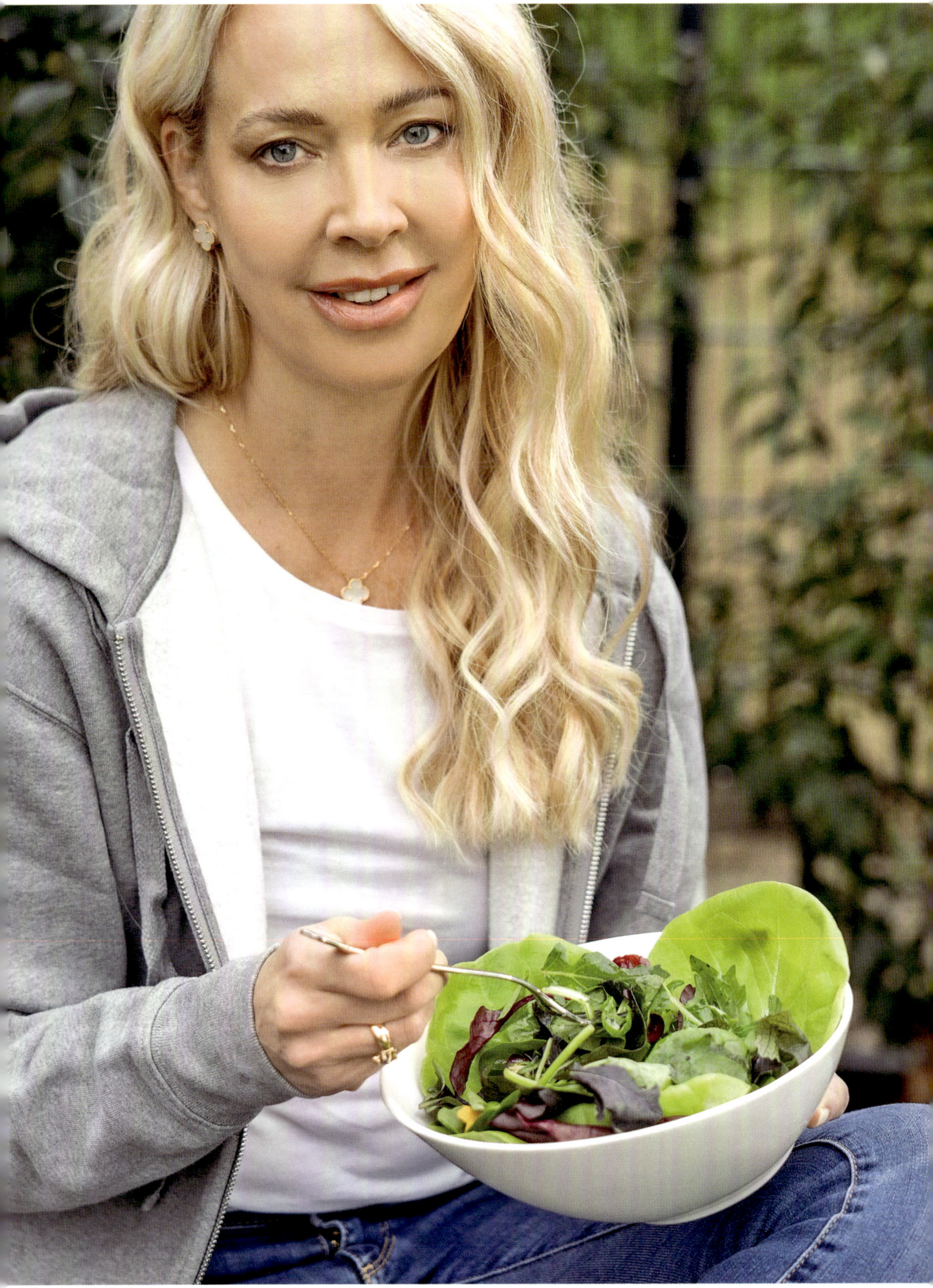

BEILAGEN & SALATE

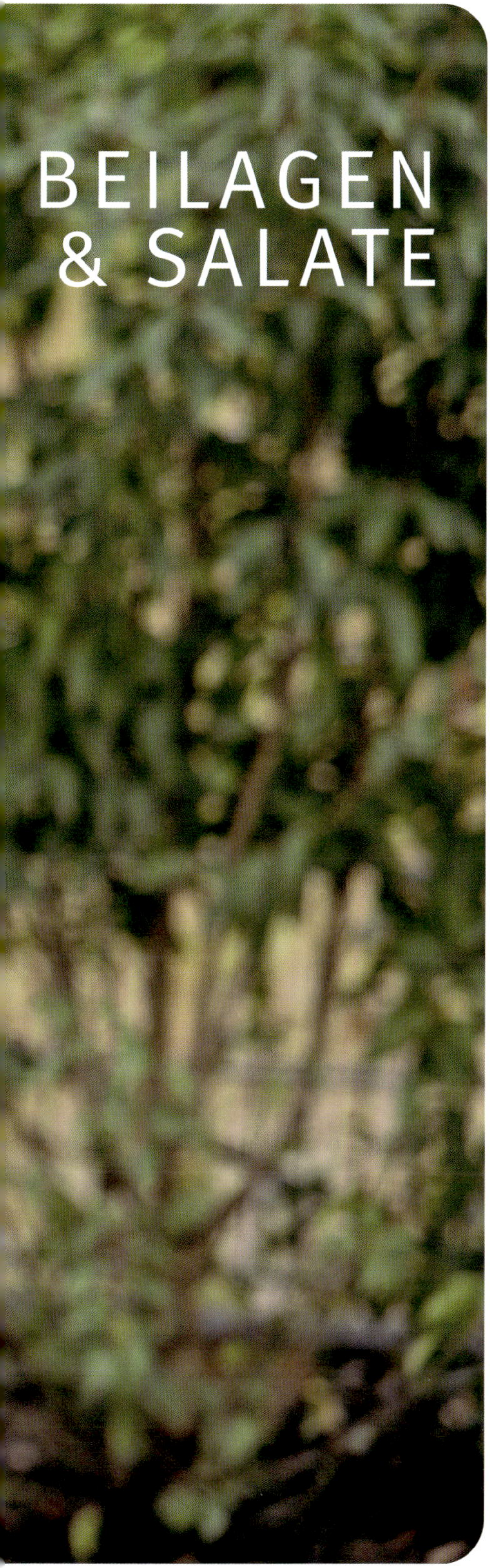

Hängt der Magen in den Knien, sind wir besonders empfänglich für industrielles Junkfood. Salate und gesunde Beilagen sind perfekte Sattmacher, die nicht nur mit Vitaminen, sondern auch mit wunderbarem Geschmack punkten. Sie können mit vielen Lebensmitteln kombiniert oder zu Gerichten ergänzt sowie auch einzeln zubereitet und genossen werden.

Kartoffelwürfel mit Mojo rojo

vegan, glutenfrei
Für 3–4 Personen
45 Min.

Für die Kartoffelwürfel: 600 g Kartoffeln • 1 EL raffiniertes Olivenöl • Pommes-Gewürzmischung (z. B. von Ankerkraut)

Für die Mojo rojo: 1 Chilischote • 2 Knoblauchzehen • 1 Glas eingelegte Paprikaschoten (geröstet) • 1 TL Kreuzkümmelpulver • ½ TL Salz • 100 ml kalt gepresstes Olivenöl

- Für die Kartoffelwürfel den Backofen auf 200 Grad vorheizen. Kartoffeln schälen, in Würfel schneiden und ca. 15 Min. in Wasser kochen. Anschließend auskühlen lassen und in eine große Schüssel geben. Mit Olivenöl und Gewürzmischung würzen.

- Ein Backblech mit Backpapier auslegen, Kartoffelwürfel darauf verteilen und bis zum gewünschten Bräunungsgrad knusprig backen (ca. 25 Min.).

- Inzwischen für die Mojo rojo Chilischote entkernen und in Stücke schneiden. Die Knoblauchzehen pressen. Alle Zutaten für die Mojo rojo im Mixer pürieren. Mit den Kartoffelwürfeln servieren.

Das passt dazu: gegrilltes Hähnchenbrustfilet

Orientalische Honig-Karotten

vegan, glutenfrei
Für 4 Personen
25 Min.

20 ml Rapsöl mit Buttergeschmack • ca. 1 EL Harissa (je nach Geschmack) • 2 TL Honig • 2 TL Kreuzkümmelsamen • Salz • 600 g kleine Karotten mit Grün • 1 EL kalt gepresstes Olivenöl • 1 EL Zitronensaft • ½ TL gerebelter Koriander • optional: Kerne von ½ Granatapfel

- Den Backofen auf 230 Grad (Umluft) vorheizen. Rapsöl, Harissa, Honig, Kreuzkümmel und ½ TL Salz in einer Schüssel gründlich vermengen. Karotten schälen, das Grün auf 2 cm stutzen und die Karotten hinzugeben. Größere Karotten schälen, längs halbieren, in der Mitte teilen und hinzufügen.

- Alles gut mischen, großzügig auf einem mit Backpapier belegten Backblech verteilen und max. 13 Min. im Ofen backen. Nach 10 Min. kontrollieren. Die Karotten sollten noch Biss haben, aber leicht gebräunt sein. Anschließend abkühlen lassen.

- Olivenöl, Zitronensaft und Koriander vermischen. Karotten hinzugeben, erneut alles gut vermischen. Auf einem Teller servieren und, wer es mag, mit Granatapfelkernen garnieren.

Orientalische Honig-Karotten

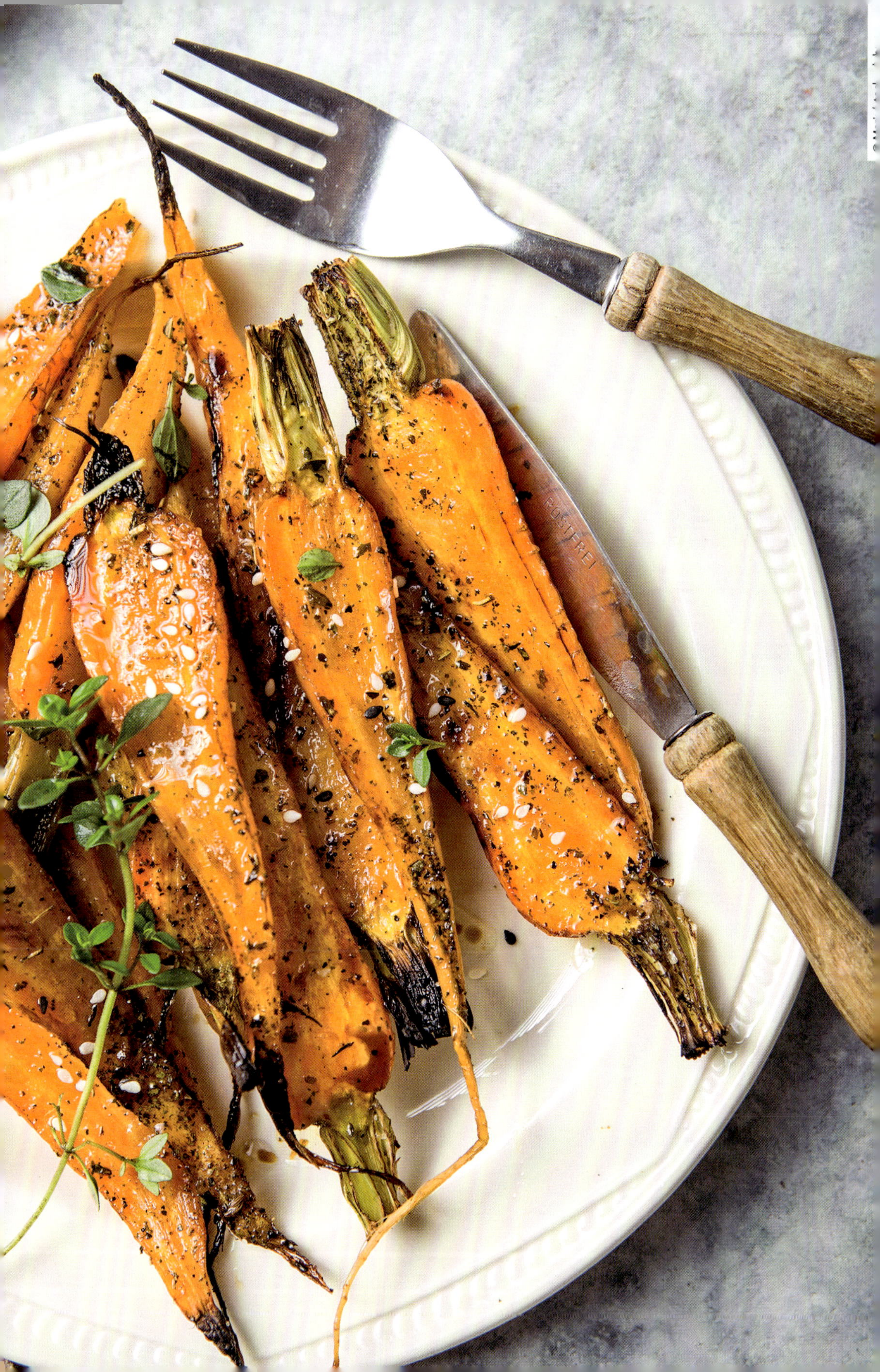
ROSTFREI

Baked Beans

vegan, glutenfrei, Meal Prep
Für 2 Personen
25 Min.

1 Glas weiße Bohnen (250 g Abtropfgewicht) • ½ Schalotte • 1 Knoblauchzehe • 2 EL raffiniertes Olivenöl • 3 EL Tomatenmark • 200 g stückige Tomaten • 1 Lorbeerblatt • ½ TL Kreuzkümmel • Salz & Pfeffer

- Bohnen unter fließendem Wasser abspülen. Schalotte klein schneiden. Knoblauchzehe fein reiben oder hacken. Öl in einem Topf erhitzen und darin zuerst die Schalotte glasig andünsten. Dann Knoblauch und Tomatenmark hinzugeben und kurz mitrösten.

- Bohnen und stückige Tomaten in den Topf geben und alles 5 Min. köcheln lassen. Lorbeerblatt und Kreuzkümmel hinzugeben und alles weitere 5 Min. köcheln lassen. Das Lorbeerblatt entfernen, die Bohnen mit Salz und Pfeffer abschmecken.

Das passt dazu: Kurkuma-Rührei (Seite 101) oder 1 getoastete Scheibe Doc Diessners Lieblingsbrot (Seite 99)

Rustikale Kartoffelrösti

vegan, glutenfrei
Für 2 Personen
20 Min.

300 g mehligkochende Kartoffeln • 1 EL italienische Kräuter (TK) • Salz & Pfeffer • 1 Prise Muskat • 3 EL Rapsöl

- Kartoffeln schälen und grob reiben. Mit Kräutern, Salz, Pfeffer, Muskat würzen und alles gut vermengen.

- Öl in einer Pfanne erhitzen. Aus der Kartoffelmasse 4 Rösti formen und in der Pfanne bei mittlerer Hitze 3–4 Min. braten. Vorsichtig wenden, die andere Seite braten, bis die Rösti von beiden Seiten goldbraun sind. Vor dem Servieren kurz auf einem Küchentuch oder -papier abtropfen lassen.

Das passt dazu: Honigsüßes Apfelmus (Seite 150) für einen schönen herzhaft-süßen Kontrast

Pommes mit Currysauce

vegan, glutenfrei

Für 3–4 Personen

⏲ 20 Min. + 30 Min. Wasserbad + 25–30 Min. Backzeit

Für die Pommes:
- 600 g festkochende Kartoffeln
- 1 EL Rapsöl
- Salz

Für die Currysauce:
- 1 EL raffiniertes Olivenöl
- 125 g Tomatenmark
- 3 TL Currypulver
- 1 TL Paprikapulver
- 1 MSP Cayennepfeffer
- Salz & Pfeffer
- 2 Sternanis
- 250 ml Orangendirektsaft ohne Fruchtfleisch

● Für die Pommes Kartoffeln schälen, in Stifte schneiden (gewünschte Dicke je nach Geschmack) und für 30 Min. in ein kaltes Wasserbad legen. Danach mit einem Geschirrhandtuch gründlich trocknen und in einer Schüssel mit Öl vermengen.

● Heißluft-Fritteuse: Die Pommes in den Korb der Heißluft-Fritteuse geben. So werden sie extraknusprig. Die Garzeit beträgt bei 180 Grad ca. 25 Min., den Korb zwischendurch schütteln.

● Backofen: Vorheizen auf 200 Grad (Umluft: 180 Grad). Die Pommes auf einem mit Backpapier belegten Backblech verteilen und 25–30 Min. backen. Zwischendurch wenden. Die fertigen Pommes nach Geschmack salzen.

● Inzwischen für die Sauce Öl in einer Pfanne leicht erhitzen. Tomatenmark darin anschwitzen. Gewürze und Orangensaft hinzugeben. Bei mittlerer Hitze ca. 3 Min. köcheln lassen. Die fertige Sauce zu den Pommes servieren.

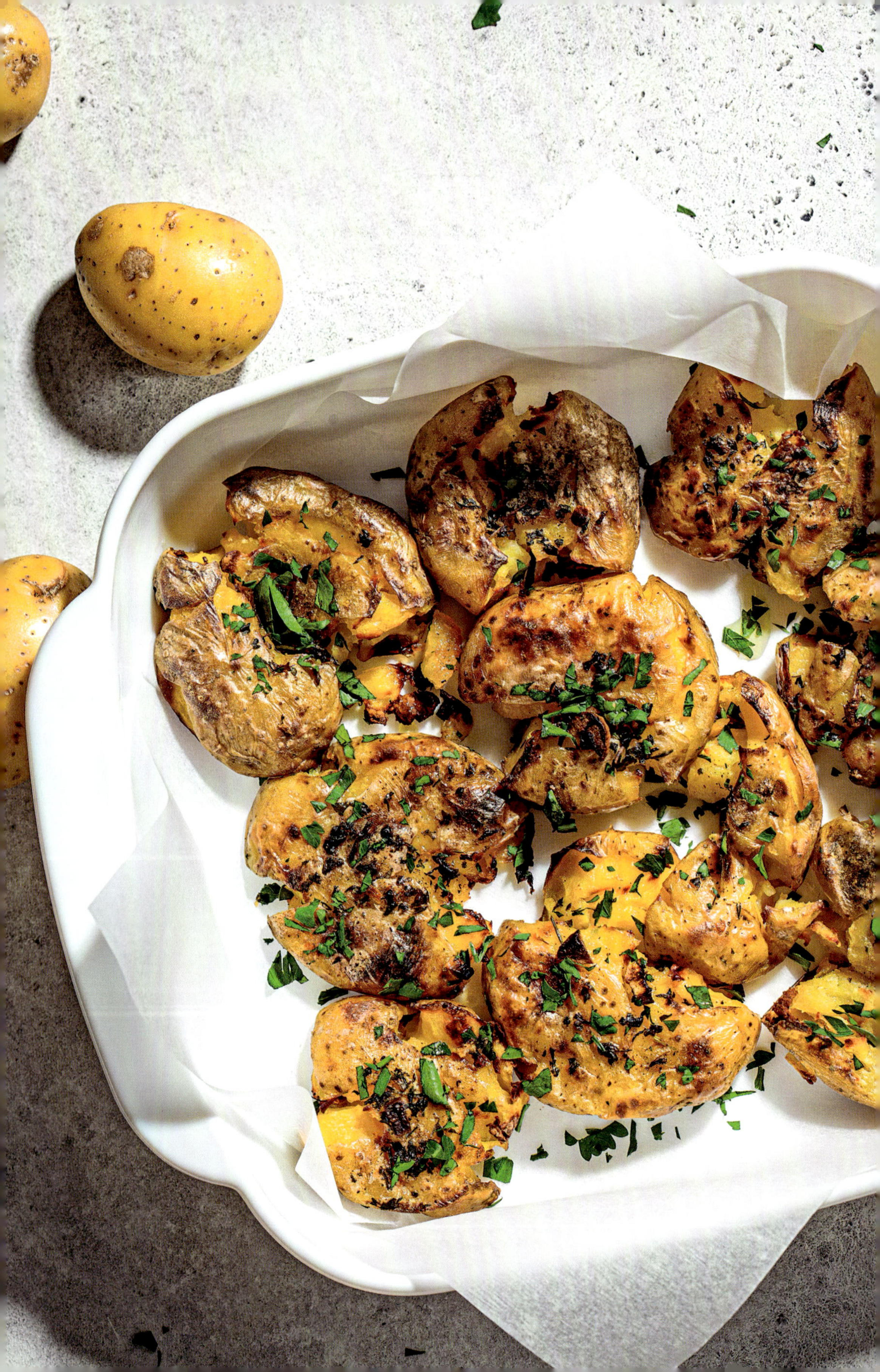

Smashed Potatoes

vegan, glutenfrei
Für 2 Personen
⏲ 10 Min. + 15 Min. Kochzeit + 30 Min. Backzeit

500 g kleine festkochende Kartoffeln • Salz • 1 Zweig Rosmarin • ½ TL getr. Thymian • ½ TL getr. Oregano • 1 TL Harissa • Pfeffer • 5 EL raffiniertes Olivenöl • optional: gemischte frische Kräuter

- Kartoffeln mit Schale in Salzwasser ca. 15 Min. kochen. Backofen auf 200 Grad vorheizen. Ein Backblech mit Backpapier auslegen, Kartoffeln darauf verteilen und flach drücken (z. B. mit Flaschenboden oder per Hand – vorher etwas abkühlen lassen und Flossen waschen!).

- Rosmarin vom Zweig zupfen und klein hacken, zusammen mit den anderen Gewürzen in einem Schälchen gut mit dem Olivenöl verrühren. Über die zerdrückten Kartoffeln geben und diese 30 Min. im Backofen backen. Vor dem Servieren nach Belieben noch mit frischen, klein gehackten Kräutern bestreuen.

Das passt dazu: Olivendip (Seite 147)

Doc Diessners Tipp

Kartoffeln, die bereits am Vortag gekocht wurden (Stichwort »resistente Stärke«!), eignen sich besonders für die Smashed-Variante und ersparen dir den ersten Schritt (Zeitfaktor!).

Kartoffelsalat à la Doc Diessner

vegan, glutenfrei, Meal Prep
Für 2 Personen
⏲ 25 Min.

600 g Pellkartoffeln (am besten vom Vortag) • 1 Salatgurke • 6 Radieschen • ½ Bund Schnittlauch • 3 Schalotten • 1 TL Rapsöl • 300 ml Gemüsebrühe (hefefrei) • 1½ EL weißer Balsamico • 1½ EL Dijonsenf • 1½ EL Leinöl • Meersalz & Pfeffer

- Pellkartoffeln schälen und in ca. ½ cm dünne Scheiben schneiden. Salatgurke schälen, halbieren, mit einem Löffel entkernen und in feine Scheiben schneiden. Radieschen ebenfalls in feine Scheiben, Schnittlauch in kleine Röllchen schneiden. Alles in eine große Schüssel geben.

- Schalotten in Stückchen schneiden. Rapsöl in einer Pfanne erhitzen und Schalotten darin glasig andünsten. Brühe und Balsamico zugeben, aufkochen und 5 Min. köcheln lassen.

- Die Zutaten in der Schüssel mit der warmen Brühe übergießen. Senf und Leinöl unterheben. Den Salat mit Salz und Pfeffer abschmecken.

Mediterraner Nudelsalat

Meal Prep
Für 2 Personen
30 Min.

- 200 g Vollkorn-Penne
- 10 Cocktailtomaten
- 6 getrocknete Tomaten (in Öl)
- 10 Kalamata-Oliven, entsteint
- 30 g Pinienkerne
- 2 EL Leinöl
- 2 EL Aceto balsamico
- Salz & Pfeffer
- 100 g Feta
- 1 Handvoll Rucola

● Vollkorn-Penne nach Packungsanleitung in Salzwasser kochen, abgießen und abkühlen lassen. Inzwischen Cocktailtomaten vierteln. Getrocknete Tomaten in Stücke, Oliven in Scheiben schneiden. Pinienkerne ohne Fett in einer Pfanne rösten.

● Leinöl, Balsamico, Salz und Pfeffer in einer Salatschüssel vermengen. Penne, Cocktailtomaten, getrocknete Tomaten und Oliven dazugeben und mit dem Dressing vermischen. Feta würfeln, vorsichtig mit den Pinienkernen unter den Salat heben und Rucola darauf verteilen.

Variante: Du kannst den Nudelsalat auch mit anderen Nüssen, Kernen oder auch Sesam zubereiten. Diese kann man ebenfalls gut anrösten.

Doc Diessners Tipp

Tomaten enthalten das entzündungshemmende Carotinoid Lycopin. Tomatenmark ist besonders reich an Lycopin im Vergleich zu frischen Tomaten. Deshalb gerne auch zum Mark greifen, obwohl es sich um ein industrielles Produkt handelt.

Erfrischender Gurkensalat

glutenfrei, low carb, Meal Prep
Für 2 Personen
10 Min. + 20 Min. Abtropfzeit

1 Salatgurke • ½ Bund Dill • 1½ EL Leinöl • 1 EL weißer Balsamico • 1 EL Senf • 1½ EL Honig • Salz & Pfeffer

- Gurke in feine Scheiben reiben. In einem Sieb ca. 20 Min. abtropfen lassen und danach leicht mit einem Küchentuch ausdrücken.

- Dill vom Stiel zupfen und mit Leinöl, Balsamico, Senf und Honig in einer Schüssel vermengen. Mit Salz und Pfeffer abschmecken. Die Gurkenscheiben zum Dressing geben, alles vorsichtig vermengen und als erfrischende Beilage servieren.

Choriatiki – griechischer Bauernsalat

glutenfrei, low carb
Für 4 Personen
15 Min.

500 g Tomaten • 1 Salatgurke • je 1 rote und grüne Paprika • 2 rote Zwiebeln • 80 g schwarze Oliven • 1 EL Kapern • 200 g Feta • 80 ml kalt gepresstes Olivenöl • etwas getrockneter Oregano • Saft von 1 Zitrone • Salz & Pfeffer

- Tomaten in Stücke schneiden, Salatgurke vierteln. Paprika in dünne Streifen, Zwiebeln in Ringe schneiden. Alles in eine Schüssel geben, Oliven und Kapern hinzufügen.

- Feta mit 40 ml Olivenöl übergießen, mit Oregano würzen und in Würfel schneiden. Vorsichtig mit dem Gemüse vermengen.

- Restliches Olivenöl mit Zitronensaft, Salz und Pfeffer anrühren und über den Salat geben. Nach Belieben alles noch einmal mit Oregano abschmecken.

Bunter Obstsalat

vegan, Meal Prep
Für 4 Personen
10 Min.

1 reife Mango • ½ Papaya • 125 g Blaubeeren • 3 Handvoll Basilikumblätter • 2 EL kalt gepresstes Olivenöl

- Mango und Papaya schälen, entkernen und in kleine Würfel schneiden. Zusammen mit Beeren in eine Schüssel geben. Basilikumblätter klein hacken, mit dem Olivenöl vermischen und über das Obst geben.

Sommerlicher Melonensalat mit Feta

glutenfrei, Meal Prep
Für 4 Personen
15 Min.

1 Wassermelone • Saft von 1 Orange • Saft von ½ Zitrone • 2 EL kalt gepresstes Olivenöl • 1 EL Honig • 1 Prise Chiliflocken • 1 Handvoll Minzblätter • 200 g Feta • 20 g Pinienkerne

- Wassermelone aufschneiden, Fruchtfleisch herauslösen, ggf. entkernen und in Stücke schneiden. Zitrussäfte, Olivenöl, Honig und Chili gut verrühren. Melonenstücke mit dem Dressing übergießen und gut vermengen.

- Minzblätter klein hacken, Feta in Stücke schneiden. Pinienkerne ohne Öl in einer Pfanne anrösten. Anschließend alles zum Salat geben und vermengen.

» Sommerlicher Melonensalat mit Feta

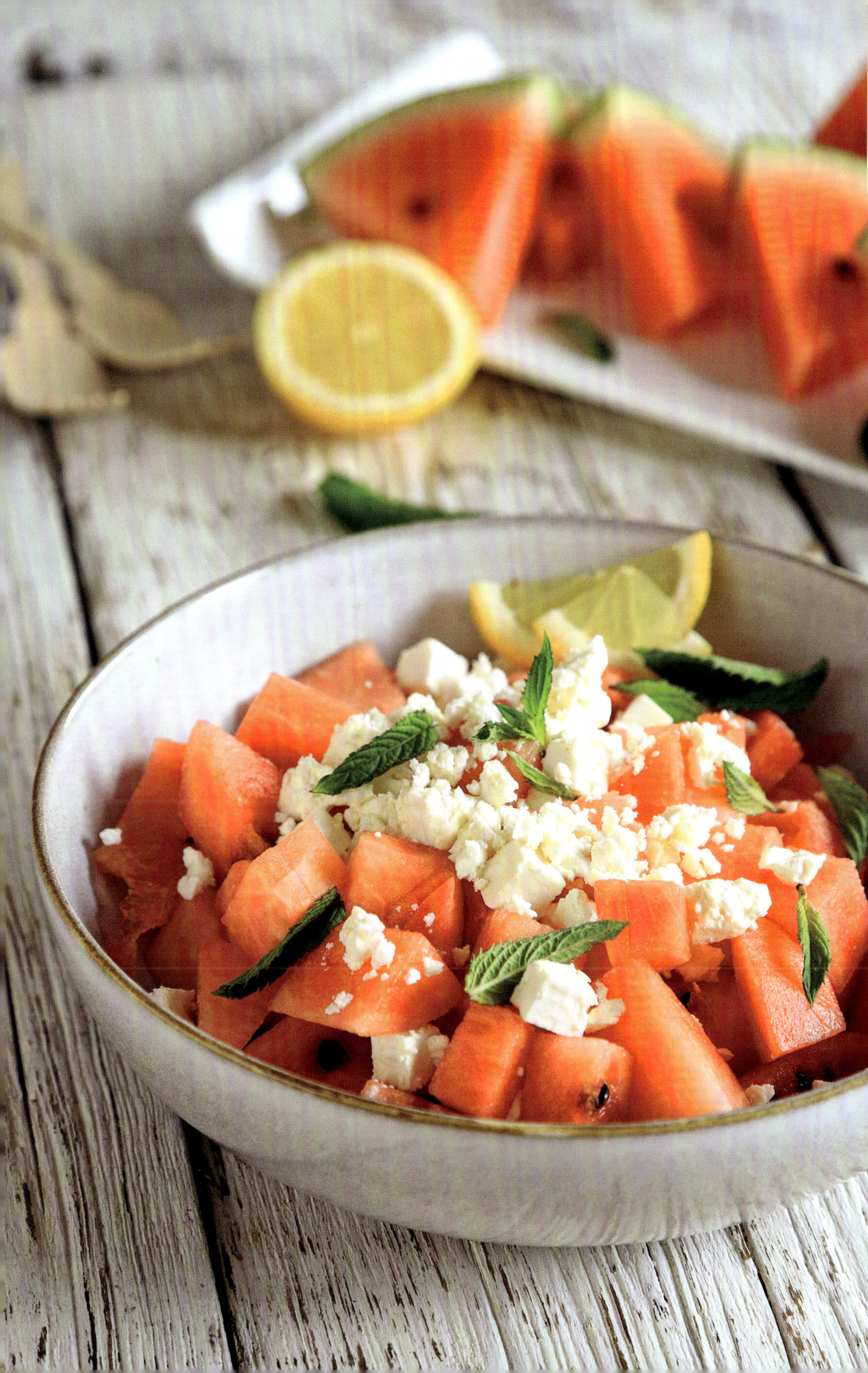

© juefraphoto/stock.adobe.com

SUPPEN & HAUPTGERICHTE

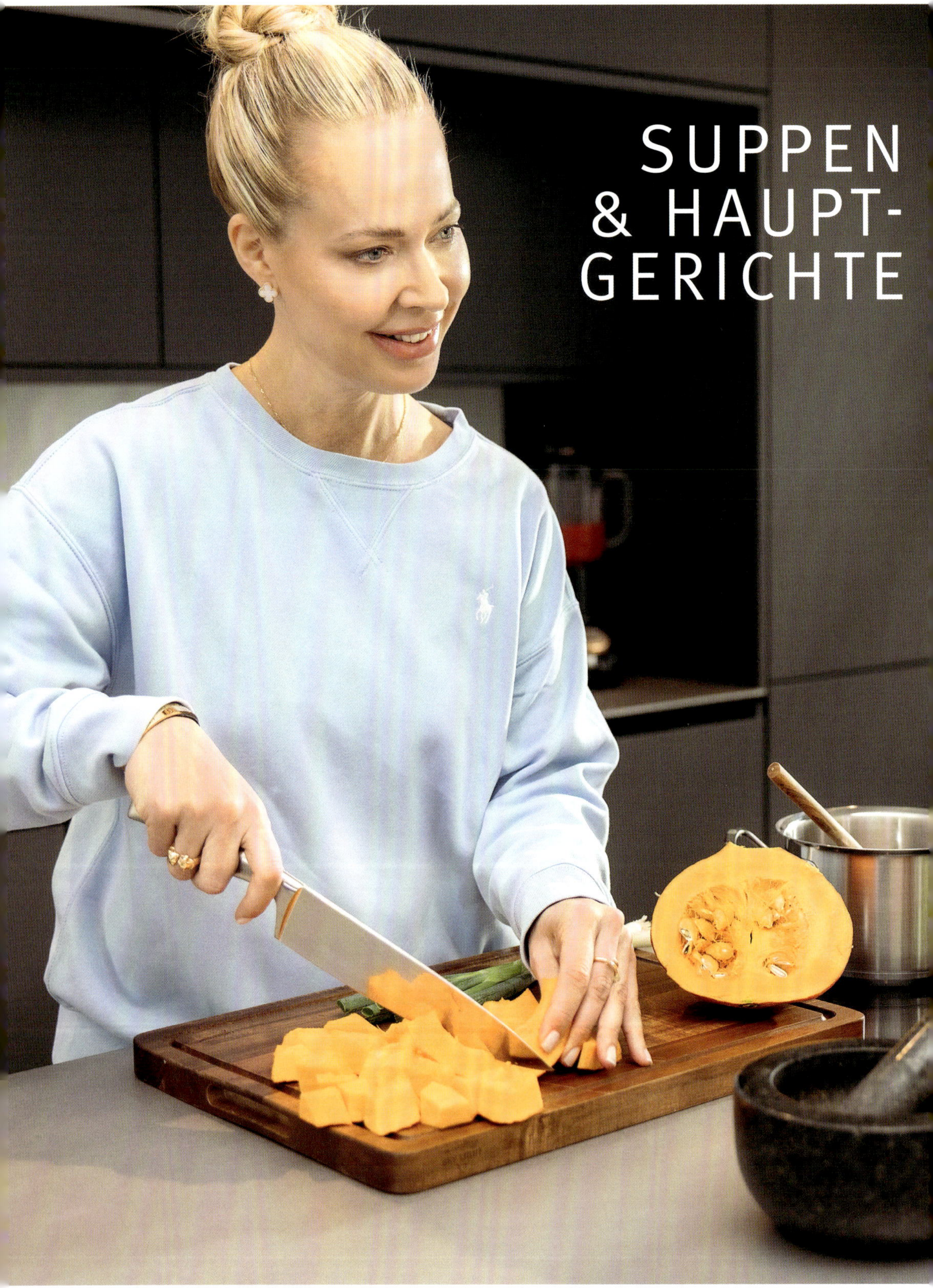

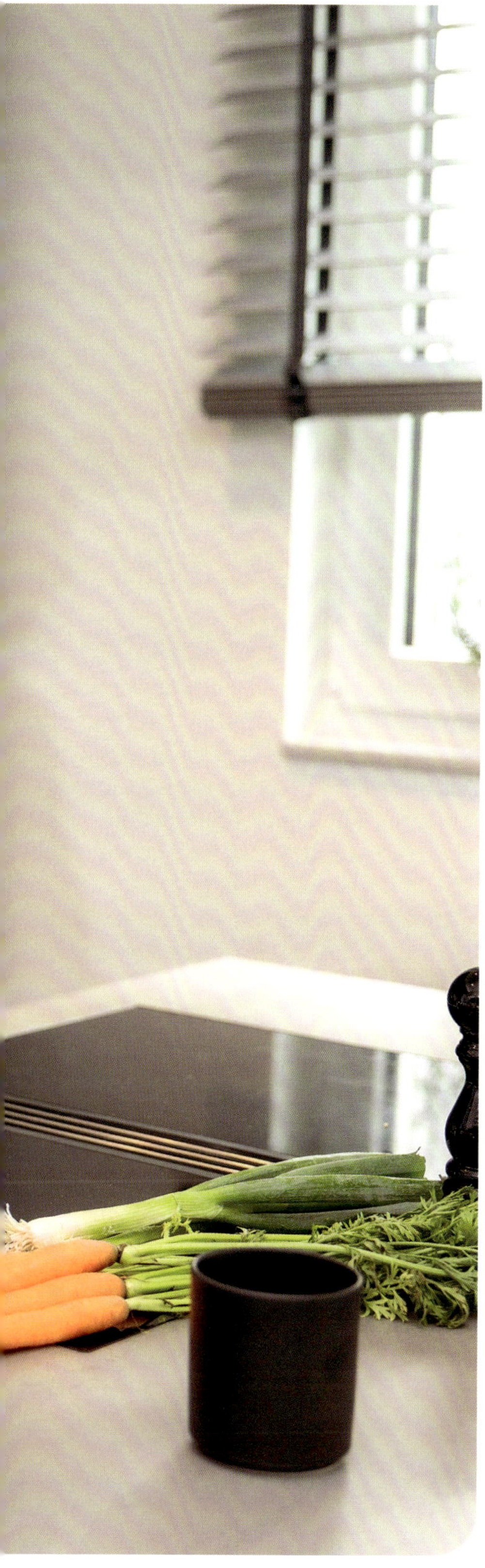

Gesunder Genuss für den kleinen und den großen Hunger. Mit frischen Zutaten, die unseren Geschmacksknospen und Gelenken gleichermaßen schmecken. Aber auch die Seele isst mit, wenn wir liebgewonnene Erinnerungen ganz neu und frisch zubereiten. Das tolle an einer gelenkfreundlichen Küche ist, dass für jeden etwas Schmackhaftes dabei ist.

Spargelcremesuppe mit Petersilienöl

vegan, glutenfrei
Für 3 Personen
⏲ 30 Min.

Für die Spargelcremesuppe: 500 g weißer Spargel • 1 Zwiebel • 1 EL Rapsöl • 600 ml Gemüsebrühe (hefefrei) • 100 ml Pflanzensahne (z. B. Hafer-Cuisine) • Salz & Pfeffer • 1 MSP Muskat • 1 EL Zitronensaft

Für das Petersilienöl: 5 Stängel glatte Petersilie • 3 EL raffiniertes Olivenöl

- Spargel schälen und in kleine Stücke schneiden. Zwiebel fein hacken. Öl in einem Topf erhitzen und Zwiebel darin glasig andünsten. Spargel, Gemüsebrühe und Pflanzensahne hinzugeben und die Suppe 20 Min. köcheln lassen. Mit Gewürzen abschmecken, Zitronensaft hinzugeben und alles pürieren.

- Inzwischen für das Petersilienöl die Petersilienblätter klein hacken (optional etwas als Deko zurückbehalten). Olivenöl in einem kleinen Topf bei mittlerer Hitze erwärmen, Petersilie hinzugeben. Unter Rühren kurz anrösten, bis es schön duftet. Topf sofort vom Herd nehmen. Spargelcremesuppe mit dem Petersilienöl beträufeln. Nach Belieben mit Petersilie bestreuen und genießen.

Minzige Erbsensuppe

vegan, glutenfrei, Meal Prep
Für 3 Personen
⏲ 20 Min.

1 weiße Zwiebel • 2 EL raffiniertes Olivenöl plus etwas zum Beträufeln • 400 g TK-Erbsen • 600 ml Gemüsebrühe (hefefrei) • 3 Stängel Minze (z. B. marokkanische Minze) • Salz & Pfeffer • 1 MSP Muskat • 1 Spritzer frisch gepresster Zitronensaft • optional: vegane Crème fraîche

- Zwiebel schälen und fein schneiden. Olivenöl in einem Topf erhitzen und Zwiebel darin bei schwacher Hitze glasig anschwitzen. Erbsen hinzugeben und 2 Min. mitanschwitzen. Mit Gemüsebrühe auffüllen und alles zugedeckt 6 Min. köcheln lassen.

- Minzblätter abzupfen (ein paar zur Seite legen als Deko), in Streifen schneiden, zur Suppe geben und darin 1 Min. ziehen lassen. Die Suppe mit Salz, Pfeffer und Muskat abschmecken und pürieren.

- Zum Abschluss Zitronensaft hinzugeben, die Erbsensuppe mit den übrigen Minzblättern garnieren, etwas Olivenöl darüberträufeln und optional mit veganer Crème fraîche garnieren.

Das passt dazu: Knusprige Dinkelbrötchen (Seite 97)

» Minzige Erbsensuppe

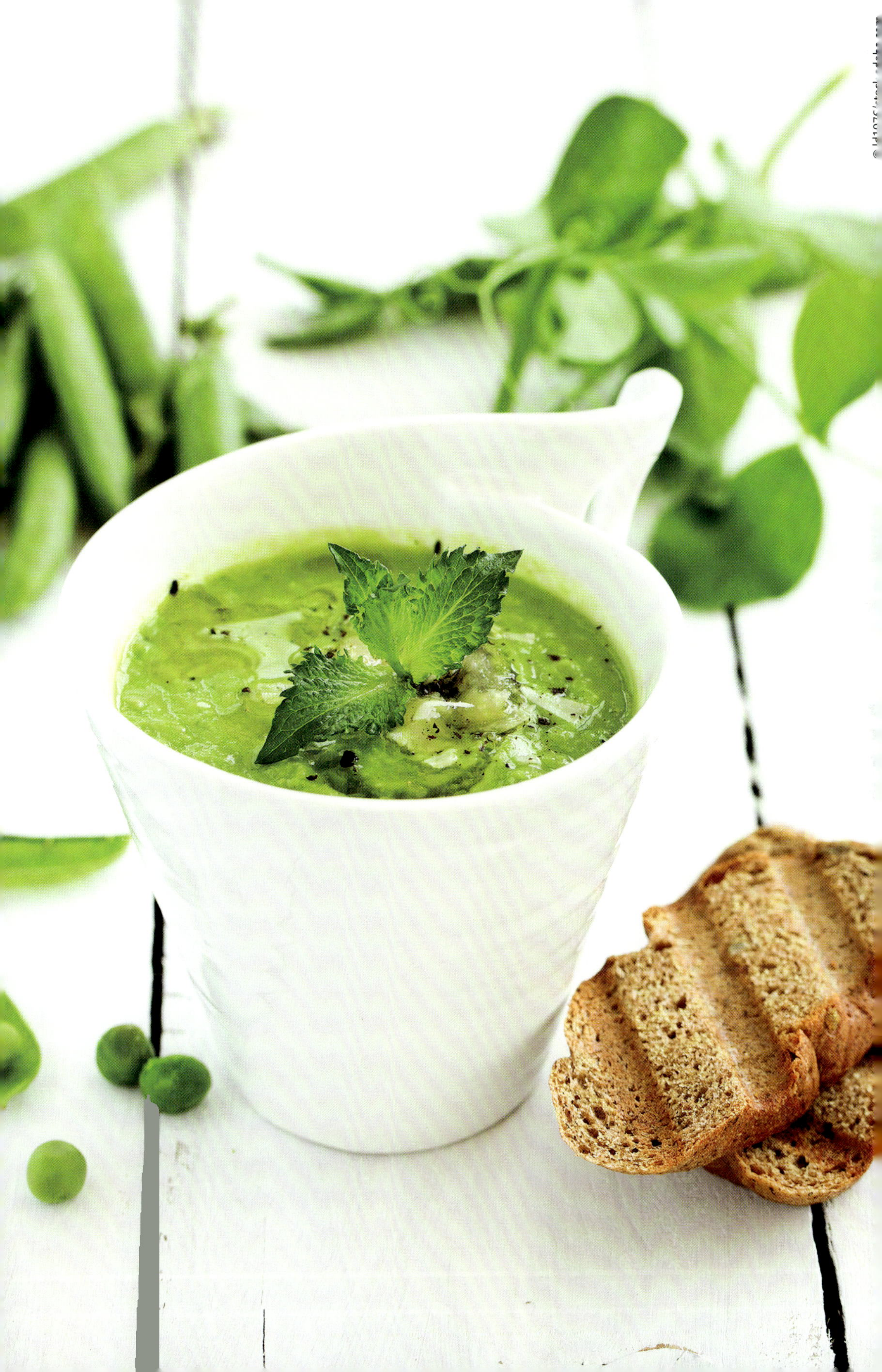

© H1076/stock.adobe

Karibische Tomatensuppe

vegan, glutenfrei, Meal Prep
Für 3 Personen
30 Min.

1 kg reife Tomaten • 2 Schalotten • 1 Knoblauchzehe • 2½ EL raffiniertes Olivenöl • 1½ EL Tomatenmark • 2 Lorbeerblätter • 2 Nelken • Salz & Pfeffer • 1 TL italienische Kräuter • 200 ml Kokosmilch (60 % Kokosanteil) • 1 Handvoll Basilikum • optional: 1 TL Reissirup

- Tomaten in Stücke schneiden. Schalotten und Knoblauch fein würfeln. Olivenöl in einem Topf erhitzen, Schalotten darin glasig anschwitzen. Dann Knoblauch und Tomatenmark hinzugeben und kurz mitanrösten. Tomatenstücke schrittweise hinzugeben, alles bei mittlerer Hitze köcheln und reduzieren lassen.

- Gewürze und italienische Kräuter hinzugeben und alles offen ca. 20 Min. köcheln lassen. Kokosmilch und den Großteil der Basilikumblätter hinzugeben. Die Suppe cremig pürieren.

- Mit Salz und Pfeffer abschmecken und ggf. Reissirup hinzugeben. Mit den restlichen Basilikumblättchen dekorieren und servieren.

Das passt dazu: 1 geröstete Scheibe Wunderbar schnelles Brot (Seite 99) oder Doc Diessners Lieblingsbrot (Seite 99)

Linsensuppe à la Mama

vegan, glutenfrei, Meal Prep
Für 2 Personen
50 Min.

1 weiße Zwiebel • 1 EL Rapsöl • 1 l Wasser • 150 g Tellerlinsen • 300 g vorwiegend festkochende Kartoffeln • 1 Bund Suppengrün (alternativ 300 g TK-Variante) • 4 Gemüsebrühwürfel (hefefrei) • 1 TL Currypulver • Salz & schwarzer Pfeffer • 1 EL weißer Balsamico • optional: Kümmel, getr. Thymian

- Zwiebel klein hacken und in einem Topf mit Rapsöl glasig andünsten. Mit dem Wasser ablöschen. Linsen unter fließendem Wasser waschen und hinzugeben. Kartoffeln schälen, in feine Würfel schneiden, ebenfalls hinzufügen.

- Inzwischen Suppengrün schälen, klein schneiden und nach 15 Min. dazugeben. Weitere 20 Min. köcheln lassen. Brühwürfel und Gewürze hinzufügen und gut verrühren. 10 Min. köcheln lassen. Mit Salz, Pfeffer und weißem Balsamico abschmecken.

Doc Diessners Tipp

Für eine bessere Verträglichkeit etwas Kümmel oder getrockneten Thymian hinzugeben.

Linsensuppe à la Papa

vegan, glutenfrei, Meal Prep

Für 2–3 Personen

30 Min.

Für die Linsensuppe:

- 100 g Karotten
- 100 g mehligkochende Kartoffeln
- 1 Zwiebel
- 1 Knoblauchzehe
- 75 g Sellerie
- 200 g rote Linsen
- 1 EL Rapsöl
- 2 EL Tomatenmark
- Salz
- 800 ml Wasser
- ½ Gemüsebrühwürfel (hefefrei)
- ¼ TL Kreuzkümmel
- 1 TL Kurkuma
- Pfeffer
- einige Chiliflocken

Für das Korianderöl:

- 3–4 Stängel frischer Koriander
- 3 EL raffiniertes Olivenöl

Für die Suppe Karotten und Kartoffeln schälen und würfeln. Zwiebel und Knoblauch klein schneiden. Sellerie etwas gröber schneiden. Linsen unter fließendem Wasser waschen.

Rapsöl in einem großen Topf erhitzen und darin Zwiebel und Tomatenmark anschwitzen. 1 TL Salz und Knoblauch mit dem restlichen Gemüse für 1–2 Min. hinzugeben, damit sich weitere Röstaromen entwickeln. Jetzt Wasser und Linsen hinzufügen und alles 10 Min. bei niedriger Hitze köcheln lassen. Brühwürfel und Gewürze (bis auf Chili) hinzugeben, alles gut verrühren und weitere 10 Min. köcheln lassen. Zum Schluss mit Chili, Salz und Pfeffer abschmecken. Die Suppe pürieren.

Inzwischen für das Öl Korianderblätter abzupfen und klein hacken. Öl in einem kleinen Topf erhitzen und Koriander darin unter ständigem Rühren kurz anrösten, bis es schön duftet. Topf direkt von der Platte nehmen. Das fertige Öl beim Anrichten über die Linsensuppe träufeln.

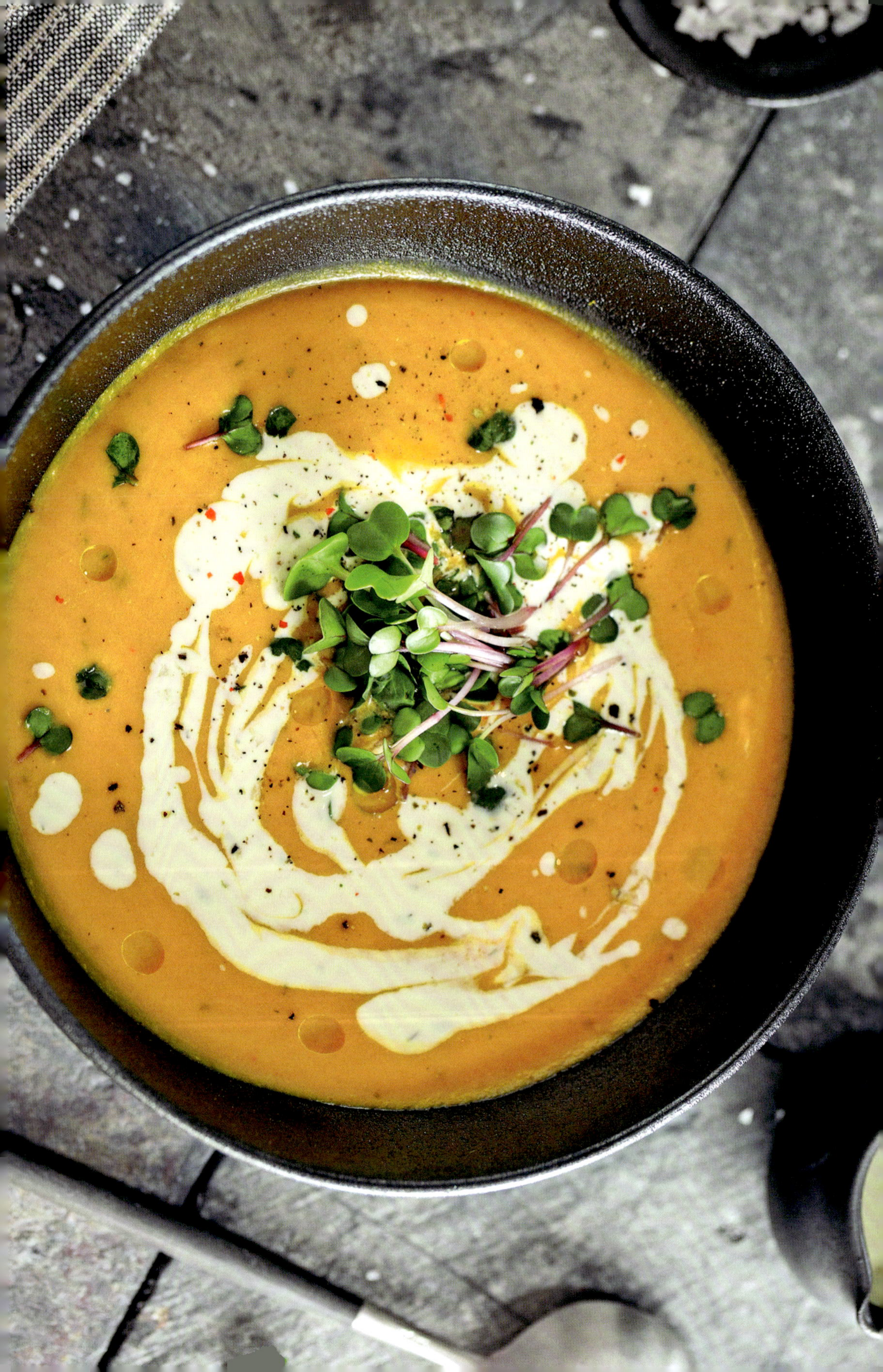

Wärmende Kürbissuppe

vegan, glutenfrei, Meal Prep
Für 4 Personen
20 Min. + 45 Min. Kochzeit

800 g Hokkaido-Kürbis • 2 Zwiebeln • 600 g Karotten • 1 Chilischote • 2 EL Rapsöl • 1 l Gemüsebrühe (hefefrei) • 1 TL gemahlener oder geriebener Ingwer • 400 ml Kokosmilch (60 % Kokosanteil) • Saft von 1 Zitrone • Salz & Pfeffer • etwas Currypulver • einige Schnittlauchröllchen oder etwas Kresse

- Kürbis halbieren, entkernen und in Stücke schneiden. In einen Topf mit etwas Wasser geben, 20 Min. weich kochen, anschließend pürieren. Inzwischen Zwiebeln und Karotten schälen und in grobe Stücke schneiden. Chili entkernen und klein schneiden.

- Rapsöl in einem großen Topf erhitzen, Zwiebeln und Karotten darin anschwitzen. Chili dazugeben, alles mit Gemüsebrühe ablöschen, Ingwer hinzufügen und alles 20 Min. köcheln lassen, dann pürieren.

- Kürbispüree, Kokosmilch und Zitronensaft hinzugeben und die Suppe mit Salz, Pfeffer und Currypulver nach Geschmack würzen. Noch einmal kurz aufkochen, anrichten und mit Kokosmilch und Schnittlauch oder Kresse garnieren.

« Wärmende Kürbissuppe

Chili sin Carne

vegan, glutenfrei, Meal Prep
Für 3 Personen
40 Min.

2 rote Zwiebeln • 150 g Hokkaido-Kürbisfruchtfleisch (frisch oder TK) • 1 Chilischote (alternativ einige Chiliflocken) • 1 EL Rapsöl • 1 Knoblauchzehe • 2 EL Tomatenmark • 400 g stückige Tomaten • 2 Lorbeerblätter • 300 ml Gemüsebrühe (hefefrei) • Salz & Pfeffer • 1 TL Currypulver • 1 TL Kreuzkümmel • 250 g Kidneybohnen • 100 g TK-Mais • optional: ½ TL Zitronensaft, etwas Ahornsirup

- Zwiebeln klein hacken. Kürbis mit Schale in ca. 1 cm große Stücke schneiden. Chili entkernen und in feine Ringe schneiden.

- Rapsöl in einem breiten Topf erhitzen und Zwiebeln darin glasig anschwitzen. Knoblauch pressen und zusammen mit Chili und Tomatenmark kurz mitanrösten. Stückige Tomaten und Lorbeerblätter zugeben und mit Gemüsebrühe auffüllen. Salz, Pfeffer, Currypulver und Kreuzkümmel hinzufügen und alles 10 Min. garen. Kürbiswürfel, Kidneybohnen und Mais hinzugeben und weitere 15 Min. köcheln lassen. Wer keine frische Chili verwendet hat, gibt einige Chiliflocken hinzu.

- Das fertige Chili ggf. noch mit Zitronensaft und etwas Ahornsirup abschmecken und servieren.

Soulfood-Blumenkohlsuppe

vegan, glutenfrei, low carb
Für 4 Personen
35 Min. + 2 Std. Einweichzeit

75 g Cashewkerne • 1 mittelgroßer Blumenkohl • 1 große Zwiebel • 2 Stangen Porree • 2 EL Rapsöl • 2 Knoblauchzehen • 1,5 l Gemüsefond • 1 EL Apfelessig • 1 EL Thymian • 1 Lorbeerblatt • Salz & Pfeffer • 30 g Mandelblättchen

- Cashews in eine Schale füllen, mit Wasser bedecken und mind. 2 Std. einweichen. Blumenkohl in Röschen schneiden. Zwiebel hacken. Porree in Ringe schneiden.

- Rapsöl in einem Topf erhitzen und Zwiebel darin glasig andünsten. Porree dazugeben, unter gelegentlichem Rühren 5 Min. anbraten. Knoblauch pressen und mit dem Blumenkohl ebenfalls in die Pfanne geben. Gemüsefond, Essig, Thymian und Lorbeerblatt hinzugeben und alles zugedeckt ca. 20 Min. kochen, bis der Blumenkohl weich ist.

- Lorbeerblatt entfernen, Cashews hinzugeben und alles pürieren, bis keine Stückchen mehr zu sehen sind. Mit Salz und Pfeffer abschmecken.

- Mandeln in einer Pfanne anrösten, anschließend über die Suppe streuen.

Doc Diessners Tipp

Schmerzhafte Gelenkerkrankungen können durch Apfelessig gemindert werden. Die Essigsäure hilft bei der Ausscheidung der Harnsäure, die für Schmerzen mitverantwortlich ist.

Erbsiges Risotto

glutenfrei
Für 3 Personen
60 Min.

2 Schalotten • 1 Knoblauchzehe • 2 Stängel glatte Petersilie • 3 EL Rapsöl • 150 g Rundkornnaturreis • 750 ml Gemüsebrühe (hefefrei) • 50 g TK-Erbsen • 6 Stangen grüner Spargel • Salz & Pfeffer • 40 g Parmesan, gerieben • 1 EL Zitronensaft

- Schalotten und Knoblauch in feine Stückchen schneiden. Petersilie hacken. In einem großen Topf 2 EL Rapsöl erhitzen und Schalotten darin anschwitzen. Knoblauch und Reis zufügen, stetig rühren, bis der Reis glasig wird. Gemüsebrühe hinzugeben und alles bei schwacher Hitze 45 Min. köcheln lassen. Ab und an vorsichtig umrühren. Dann die TK-Erbsen hinzugeben und 5 Min. mitköcheln lassen.

- Inzwischen die holzigen Enden vom Spargel ab- und die Stangen in schräge Stücke schneiden (ca. 2 cm). In einer Pfanne 1 EL Rapsöl erhitzen, Spargel darin ca. 8 Min. anbraten und mit Salz und Pfeffer abschmecken.

- Den Reis nach insg. 50 Min. vom Herd nehmen. Er sollte die Brühe aufgesogen haben, gar sein, aber noch leichten Biss haben. Den Parmesan einrühren und alles mit Salz, Pfeffer und Zitronensaft abschmecken.

- Risotto in tiefen Tellern anrichten, den Spargel darauf verteilen und mit der Petersilie garnieren.

Süßkartoffel-Erbsen-Curry

vegan, glutenfrei, Meal Prep

Für 3 Personen

30 Min.

- 1 Karotte
- ½ mittelgroße Süßkartoffel
- ¼ Blumenkohl
- 3 Frühlingszwiebeln
- 2 EL Rapsöl
- 1 Knoblauchzehe
- 1 TL Currypulver
- 100 ml Gemüsebrühe (hefefrei)
- 400 ml Kokosmilch (60 % Kokosanteil)
- 100 g TK-Erbsen
- ½ TL Chiliflocken
- Salz
- frischer Koriander oder Petersilie
- optional: 1 Spritzer Zitronensaft

● Karotte und Süßkartoffel schälen und in mundgerechte Stücke schneiden, Blumenkohl in Röschen teilen. Frühlingszwiebeln in Ringe schneiden.

● Rapsöl in einem Topf erhitzen und darin die Frühlingszwiebeln kurz anrösten. Knoblauchzehe pressen und mit Currypulver, Karotte, Süßkartoffel und Blumenkohl in den Topf geben und kurz mitanrösten. Anschließend alles mit Gemüsebrühe und Kokosmilch aufgießen. Curry bei mittlerer Hitze 10 Min. köcheln lassen.

● Dann Erbsen, Chiliflocken und etwas Salz hinzugeben, weitere 5 Min. köcheln. Fertiges Curry mit etwas frisch gehacktem Koriander oder Petersilie als Topping servieren und nach Geschmack noch Zitronensaft darüberträufeln.

Das passt dazu: Reis, Hirse, Quinoa

Doc Diessners Tipp

Ich liebe Currys, u. a. weil sie so abwechslungsreich sind. Du kannst deiner Kreativität freien Lauf lassen und die frischen Zutaten je nach Saison und Geschmack beliebig austauschen.

Spicy Nudel-Curry

vegan, Meal Prep
Für 2 Personen
25 Min.

1 Zwiebel • 10 g Ingwer • 1 EL Kokosöl • je 1 TL Kurkuma, Currypulver und Kreuzkümmel • 1 Prise Chili • 400 ml Kokosmilch • 200 ml Gemüsebrühe (hefefrei) • 120 g Pasta (z. B. Maispasta; 15 Min. Kochzeit) • 1 Karotte • 200 g Brokkoli • 1 Handvoll Zuckerschoten • 50 g TK-Mais • 1 TL Kokosblütenzucker • Salz

- Zwiebel und Ingwer schälen und klein hacken. Kokosöl in einem Topf erhitzen und Zwiebel sowie Ingwer darin andünsten. Gewürze kurz mit anbraten, dann Kokosmilch, Gemüsebrühe und Nudeln dazugeben und 5 Min. köcheln lassen.

- Inzwischen Karotte schälen und in Stücke schneiden, Brokkoli in Röschen schneiden und mit in den Topf geben. Weitere 5 Min. köcheln lassen.

- Zuckerschoten, Mais und Kokosblütenzucker hinzugeben. Nach weiteren 5 Min. Kochzeit sollte das Gemüse bissfest sein. Das fertige Curry nach Belieben mit Salz abschmecken.

Doc Diessners Tipp

Bei Nudeln mit kürzerer Kochzeit können Brokkoli und Karotte schon früher hinzugegeben werden.

Herbstliches Ofengemüse

glutenfrei
Für 4 Personen
15 Min. + 35 Min. Backzeit

500 g Hokkaido-Kürbis (frisch oder TK) • 600 g Drillinge • 3 rote Zwiebeln • 4 EL raffiniertes Olivenöl • Salz • 1 Pck. Feta • 100 ml Pflanzendrink • 1 EL kalt gepresstes Olivenöl • Pfeffer

- Kürbis halbieren, entkernen und in schmale Streifen schneiden. Drillinge halbieren und zu den Kürbisstreifen geben. Zwiebeln in grobe Stücke schneiden.

- Den Backofen auf 200 Grad (Umluft: 180 Grad) vorheizen. In einer großen (!) Schüssel raffiniertes Olivenöl, Salz und Gemüse gut vermengen, bis alles gleichmäßig benetzt ist. Ein Backblech mit Backpapier auslegen und das Gemüse darauf verteilen. Dieses ca. 35 Min. backen.

- Inzwischen Feta zerbröseln, Pflanzendrink und kalt gepresstes Olivenöl hinzugeben und alles mit einem Pürierstab vermengen. Mit Pfeffer abschmecken und die Sauce über das fertige Gemüse geben.

Pellkartoffeln mit Wildlachs und Frühlingsquark

glutenfrei

Für 2 Personen

5 Min. + 20 Min. Kochzeit

500 g Drillinge • Salz • 100 g Graved oder geräucherter Wildlachs • 1 Portion Frühlingsquark (Seite 100)

- Drillinge mit Schale in leicht gesalzenem Wasser ca. 20 Min. kochen. Auf 2 Teller verteilen, Wildlachs und Frühlingsquark hinzugeben. Fix und fertig!

Doc Diessners Tipp

Lass Kartoffeln nach dem Kochen abkühlen. Dabei bildet sich die sogenannte »resistente Stärke«. Diese ist Futter für die guten Darmbakterien unseres Mikrobioms und führt zu einer verringerten Insulinausschüttung. Das entschärft bei Kartoffeln, Reis und Pasta den »Dickmacher-Effekt«. Du kannst sie im Anschluss problemlos wieder aufwärmen, denn die resistente Stärke macht ihrem Namen alle Ehre und bleibt bestehen.

Zucchini-Nudeln mit veganer Linsenbolognese

vegan, glutenfrei, low carb

Für 4 Personen

25 Min.

2 große Zucchini • 300 g Cocktailtomaten • 1 rote Zwiebel • 1 Knoblauchzehe • Rapsöl • 3 EL Tomatenmark • 400 g passierte Tomaten (z. B. aus der Dose) • 150 g rote Linsen • Salz & Pfeffer • etwas getr. Oregano und Basilikum (Pizzagewürz schmeckt auch hervorragend!)

- Zucchini schälen und mit einem Spiralschneider in lange dünne Streifen schneiden. Tomaten halbieren. Zwiebel klein hacken. Knoblauchzehe schälen, pressen oder sehr fein hacken.

- Öl in einer Pfanne erhitzen und Zwiebel darin glasig andünsten. Knoblauch, Tomatenmark, passierte Tomaten und Linsen hinzugeben, würzen und alles ca. 15 Min. köcheln lassen.

- Cocktailtomaten und Zucchininudeln hinzugeben, alles miteinander vermengen und noch mal aufkochen lassen. Mit Salz, Pfeffer und Kräutern abschmecken.

Feurige Pasta mit Kapern und Oliven

vegan

Für 4 Personen

30 Min.

1 Zwiebel • 2 Handvoll glatte Petersilie • 2 EL raffiniertes Olivenöl • 400 g Honigtomaten • 50 g Oliven, entsteint • 20 g Kapern • 2 EL Harissa • Salz • 1 EL Tomatenmark • 200 ml Wasser • 500 g glutenfreie Tagliatelle (alternativ Vollkorn-Pasta)

- Zwiebel in Ringe schneiden und Petersilie fein hacken. Öl in einer Pfanne erhitzen und Zwiebel darin unter Rühren goldbraun anbraten. Tomaten, Oliven, Kapern, Harissa, ½ TL Salz und Tomatenmark dazugeben, 3–4 Min. mitbraten und immer wieder umrühren.

- Wenn die Tomaten langsam die Form verlieren, das Wasser dazugeben und zum Kochen bringen. Hitze reduzieren und alles zugedeckt 10 Min. köcheln lassen. Offen weitere 5 Min. köcheln, damit die Sauce einkocht. Am Ende gut zwei Drittel der Petersilie einrühren.

- Inzwischen Salzwasser in einem Topf zum Kochen bringen und die Pasta nach Packungsangabe und nach Vorliebe kochen. Kochwasser abschütten, ggf. die Pasta zusätzlich abtropfen lassen und die Sauce aus der Pfanne in den Topf zu den Nudeln geben. Alles gut und vorsichtig vermengen. Mit Salz abschmecken, auf Tellern servieren und die restliche Petersilie darüberstreuen.

Shakshuka

glutenfrei, low carb

Für 2 Personen

30 Min.

1 große Zwiebel • 1–2 Knoblauchzehen • 1 Paprika • 2 EL raffiniertes Olivenöl • 1 gestr. TL Kreuzkümmel • 600 g geschälte Tomaten (z. B. aus der Dose) • 2 EL Tomatenmark • 1 TL Paprikapulver edelsüß • 1 Prise Cayennepfeffer oder Chiliflocken • Salz & Pfeffer • 4 Eier • optional: 50 g Feta • Kresse zum Bestreuen

- Zwiebel und Knoblauch fein würfeln. Paprika entkernen und in Stücke schneiden.

- Olivenöl in einer großen Pfanne erhitzen, Zwiebel, Knoblauch und Paprika ca. 5 Min. mit Kreuzkümmel anbraten. Tomaten, Tomatenmark und Gewürze dazugeben. Alles bei schwacher bis mittlerer Hitze ca. 15 Min. köcheln lassen. Optional den Feta darüberstreuen.

- Mit einem Esslöffel 4 Mulden in die Masse drücken, 1 Ei in jede Mulde aufschlagen. Deckel auflegen und die Shakshuka ca. 5 Min. weiterköcheln lassen. Abschließend mit Kresse bestreuen.

Das passt dazu: Doc Diessners Lieblingsbrot (Seite 99)

» Shakshuka

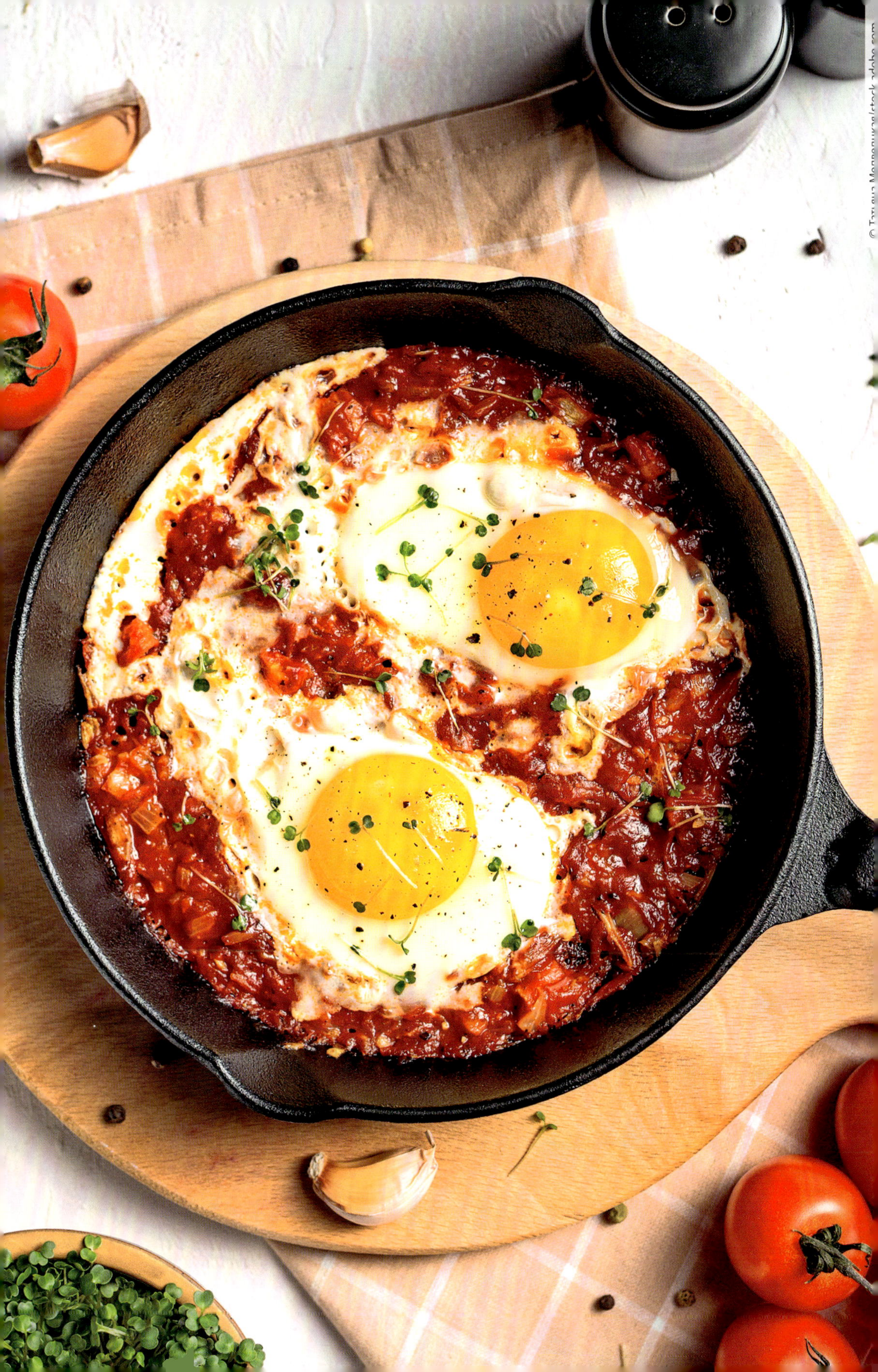

© Tatiana Maramygina/stock.adobe.com

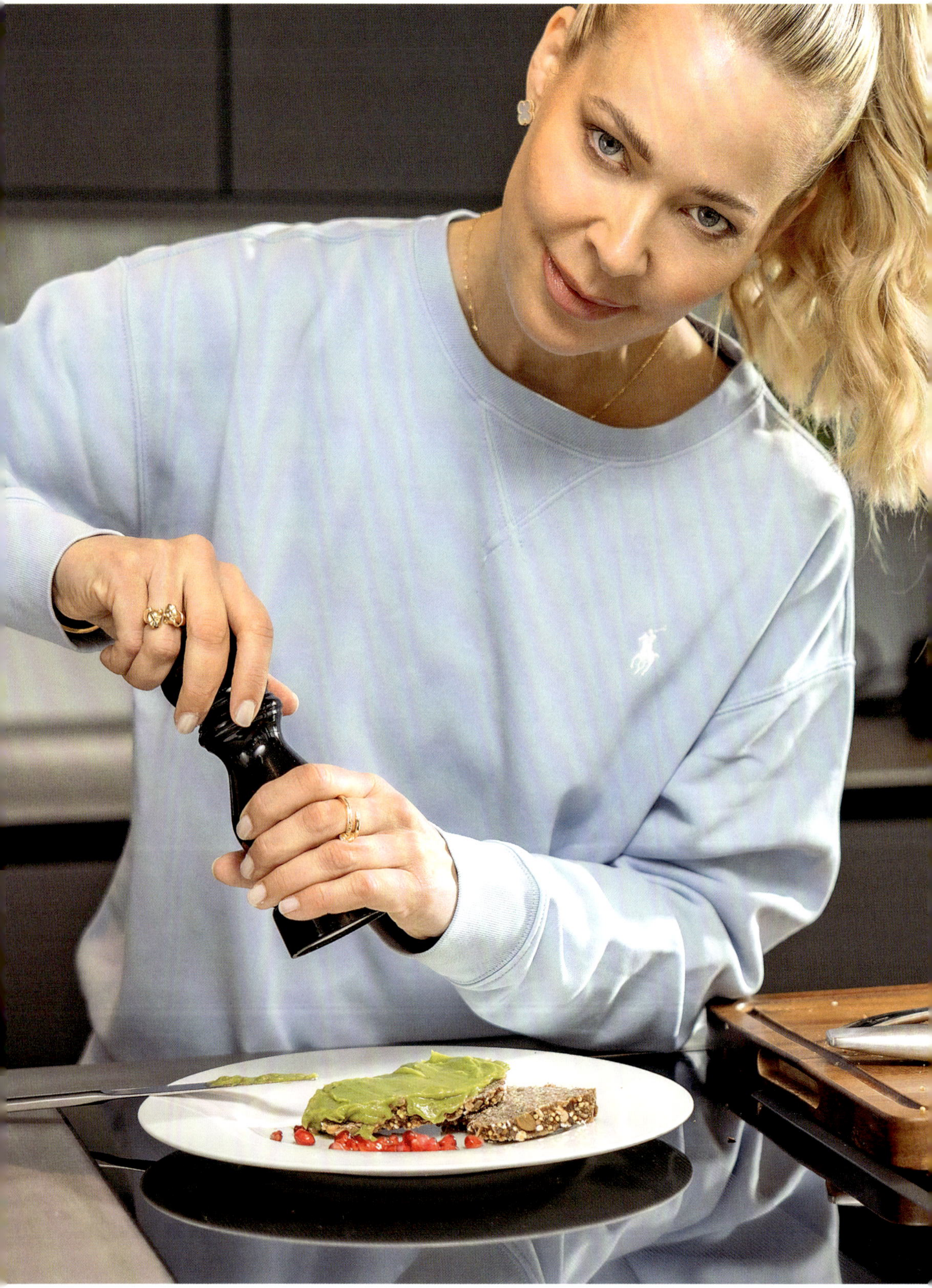

DIPS, SAUCEN & AUFSTRICHE

Perfekte Ergänzungen zu Hauptgerichten, Beilagen oder schnellen Snacks: Mal sind sie lieblich, mal sind sie feurig. Ich liebe es einfach, meinen Gerichten die besondere Note zu verleihen. Mit leckeren Dips, raffinierten Saucen und köstlichen Aufstrichen wird es noch abwechslungsreicher und gesünder.

Gemüsige Tomatensauce

glutenfrei, Meal Prep
Für 4 Personen
15 Min. + 90 Min. Kochzeit

100 g Karotten • 100 g Zucchini • 50 g Sellerie • 50 g Porree • 1 Zwiebel • 2 Knoblauchzehen • 1 EL raffiniertes Olivenöl • 400 g stückige Tomaten • 400 g Tomaten-Passata • 2 EL Tomatenmark • Salz & Pfeffer • 1 EL italienische TK-Kräuter • optional: Parmesan

- Karotten, Zucchini und Sellerie schälen, mit dem Porree in kleine Stücke schneiden oder raspeln. Zwiebel und Knoblauch fein hacken.

- In einem Topf Öl erhitzen und Zwiebel sowie Knoblauch darin andünsten. Stückige Tomaten, Passata, Tomatenmark und Gemüse zugeben und mit Salz und Pfeffer würzen. Alles aufkochen und bei schwacher Hitze 1–1½ Std. köcheln lassen. Zum Schluss die Kräuter hinzufügen. Wer mag, kann am Ende noch etwas Parmesan darüberstreuen.

Das passt dazu: Vollkornspaghetti oder Linsenpasta

Grünes Pesto

glutenfrei, Meal Prep
Für 4 Personen
10 Min.

100 g Pinienkerne • 25 g frisches Basilikum (etwa die Ernte eines Töpfchens) • 70 g Pecorino oder Parmesan • 2 Knoblauchzehen • 5 EL kalt gepresstes Olivenöl • Salz & Pfeffer

- Pinienkerne in einer Pfanne ohne Fett rösten, bis sie bräunlich sind und schön duften. Kurz abkühlen lassen.

- In der Zwischenzeit Basilikumblätter, Käse und geschälte Knoblauchzehen in einen Mixer geben. Dann abgekühlte Kerne und Öl dazu und durchmixen, bis eine schöne grüne Masse entsteht. Mit Salz und Pfeffer abschmecken und in ein Glas umfüllen.

Doc Diessners Tipp

Zum Abschluss etwas Olivenöl aufgießen. So bleibt das frische Pesto länger haltbar.

» Grünes Pesto

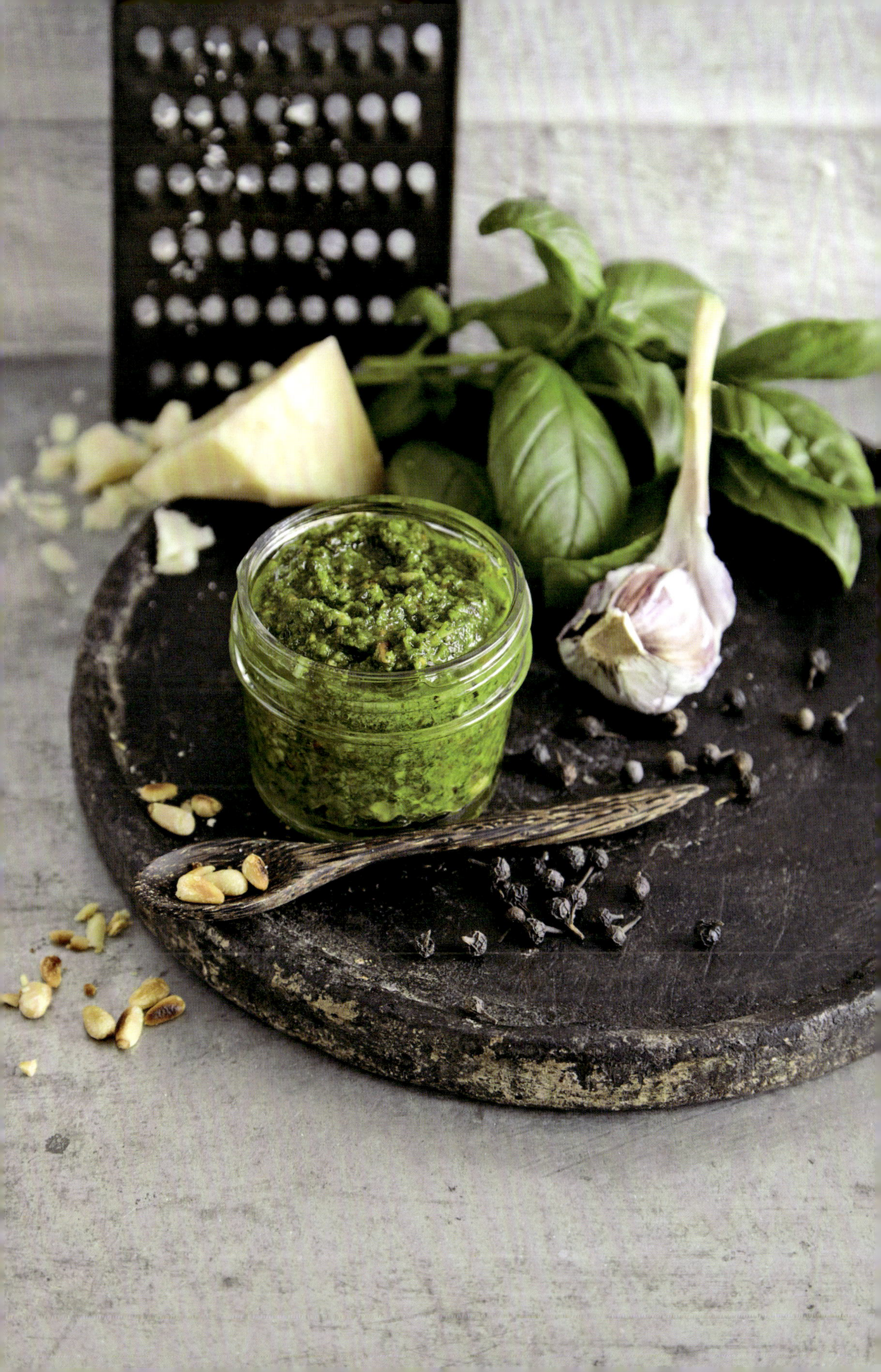

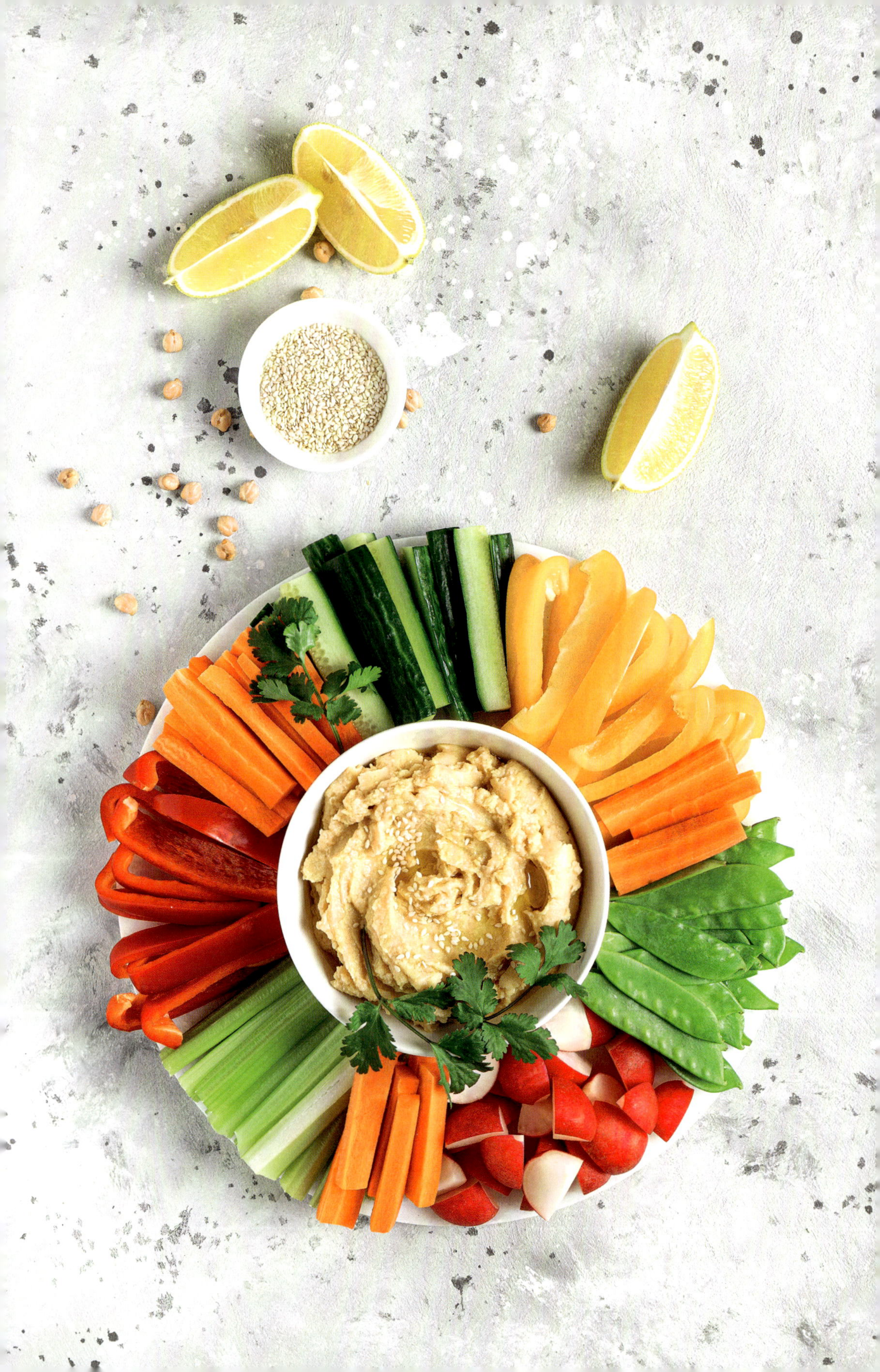

Himmlischer Hummus

vegan, glutenfrei, Meal Prep
Für 4 Personen
15 Min.

250 g gegarte Kichererbsen (Glas) • 1 Knoblauchzehe • 2 EL frisch gepresster Zitronensaft • ½ TL Kreuzkümmel • 70 g Tahin • Salz • optional: glatte Petersilie und Sesam zum Bestreuen

- Kichererbsen in einem Sieb unter fließendem Wasser abspülen. Mit kochendem Wasser übergießen und 50 ml davon auffangen. Sieb schwenken, damit sich möglichst viele Kichererbsenschalen von selbst ablösen, die restlichen Kichererbsen häuten.

- Knoblauch, Zitronensaft, Kreuzkümmel, Tahin und Kichererbsen im Mixer cremig pürieren. Hast du keinen Mixer, geht's auch mit einem Pürierstab. Das aufgefangene Kochwasser dazugeben und alles knapp 3 Min. mixen. Mit Salz abschmecken, in ein Töpfchen umfüllen und glattstreichen. Optional Petersilienblätter und Sesam über den Hummus streuen.

Das passt dazu: frische Gemüsesticks deiner Wahl (z. B. Gurke, Paprika, Karotte) und Doc Diessners Lieblingsbrot (Seite 99) oder DIY-Knäckebrot (Seite 100)

« Himmlischer Hummus

Mango-Salsa

vegan, glutenfrei, Meal Prep
Für 4 Personen
10 Min. + 1 Std. Ziehzeit

1 reife Mango • 1 Knoblauchzehe • 1 rote Paprika • 1 Chilischote • 1 Zwiebel • Saft von 1 Limette • 2 EL kalt gepresstes Olivenöl • 1 EL gehackter frischer Koriander • Salz

- Mango schälen, entsteinen und in Stücke schneiden. Knoblauch pressen und zur Mango geben. Paprika, Chili und Zwiebel in kleine Stücke schneiden und alles mit der Mango vermengen.

- Limettensaft mit Olivenöl mischen und über die Salsa geben. Koriander ebenfalls dazugeben. Abschließend salzen und die Salsa mindestens 1 Std. ziehen lassen.

Regenerierende Gemüsebrüh-Paste

vegan, glutenfrei, low carb, Meal Prep
Für 1 Glas
10 Min.

1 Bund Suppengrün • 1 Zwiebel • 1 Bund Petersilie • 2 TL Salz

- Sellerie, Karotten und Zwiebel schälen, in kleine Stücke schneiden und mit Petersilie und Salz im Hochleistungsmixer pürieren, bis eine Paste entsteht. In ein sauberes Glas füllen und im Kühlschrank aufbewahren.

Doc Diessners Tipp

Die schnelle Paste ist die Basis für zahlreiche Gerichte und ersetzt auch gekaufte Gemüsebrühe problemlos. Einfach jeweils für die gewünschte Geschmacksintensität mit Wasser vermengen.

Glückliche Guacamole

vegan, glutenfrei, low carb
Für 4 Personen
10 Min.

2 reife Avocados • 2 Tomaten • 2 Knoblauchzehen • Saft von ½ Zitrone • 1 EL Joghurt • Salz & Pfeffer • optional: Cayennepfeffer

- Avocados halbieren, Kerne entfernen und Fruchtfleisch herauslöffeln. Mit einer Gabel fein zerdrücken, bis ein Mus entsteht. Tomaten in feine Würfel schneiden. Knoblauch fein hacken oder pressen.

- Alles zusammen mit Zitronensaft und Joghurt zum Avocadomus geben und gründlich verrühren. Mit Salz und Pfeffer abschmecken. Wer es scharf mag, gibt noch etwas Cayennepfeffer hinzu.

Das passt dazu: Smashed Potatoes (Seite 121) und DIY-Knäckebrot (Seite 100)

Olivendip

vegan, glutenfrei, low carb, Meal Prep
Für 4 Personen
5 Min.

1 Chilischote • 1 Handvoll Petersilie • 1 Knoblauchzehe • 100 g getrocknete Tomaten (in Öl) • 1 EL Kapern • 100 g schwarze Oliven, entsteint • 30 ml kalt gepresstes Olivenöl • optional: Salz & Pfeffer

● Chili entkernen und zusammen mit den restlichen Zutaten im Mixer cremig pürieren. Nach Geschmack mit Salz und Pfeffer abschmecken.

Doc Diessners Tipp

In einem Schraubglas hält sich der Dip mehrere Tage im Kühlschrank.

Beerenkonfitüre

vegan, glutenfrei, Meal Prep
Für 1 Glas (ca. 300 g)
15 Min.

300 g Beeren-Mix (TK oder frisch) • 3 TL Chiasamen • 1 Spritzer Zitronensaft • 1 TL Agavendicksaft

● Beeren in einem Topf erwärmen und anschließend pürieren. Chiasamen und Zitronensaft dazugeben und alles bei geringer Hitze quellen lassen, bis die Konfitüre dickflüssig ist. Mit Agavendicksaft süßen, in ein Glas füllen und abkühlen lassen.

Das passt dazu: Peanutbutter-Bowl (Seite 92) und Knusprige Dinkelbrötchen (Seite 97)

SNACKS & DESSERTS

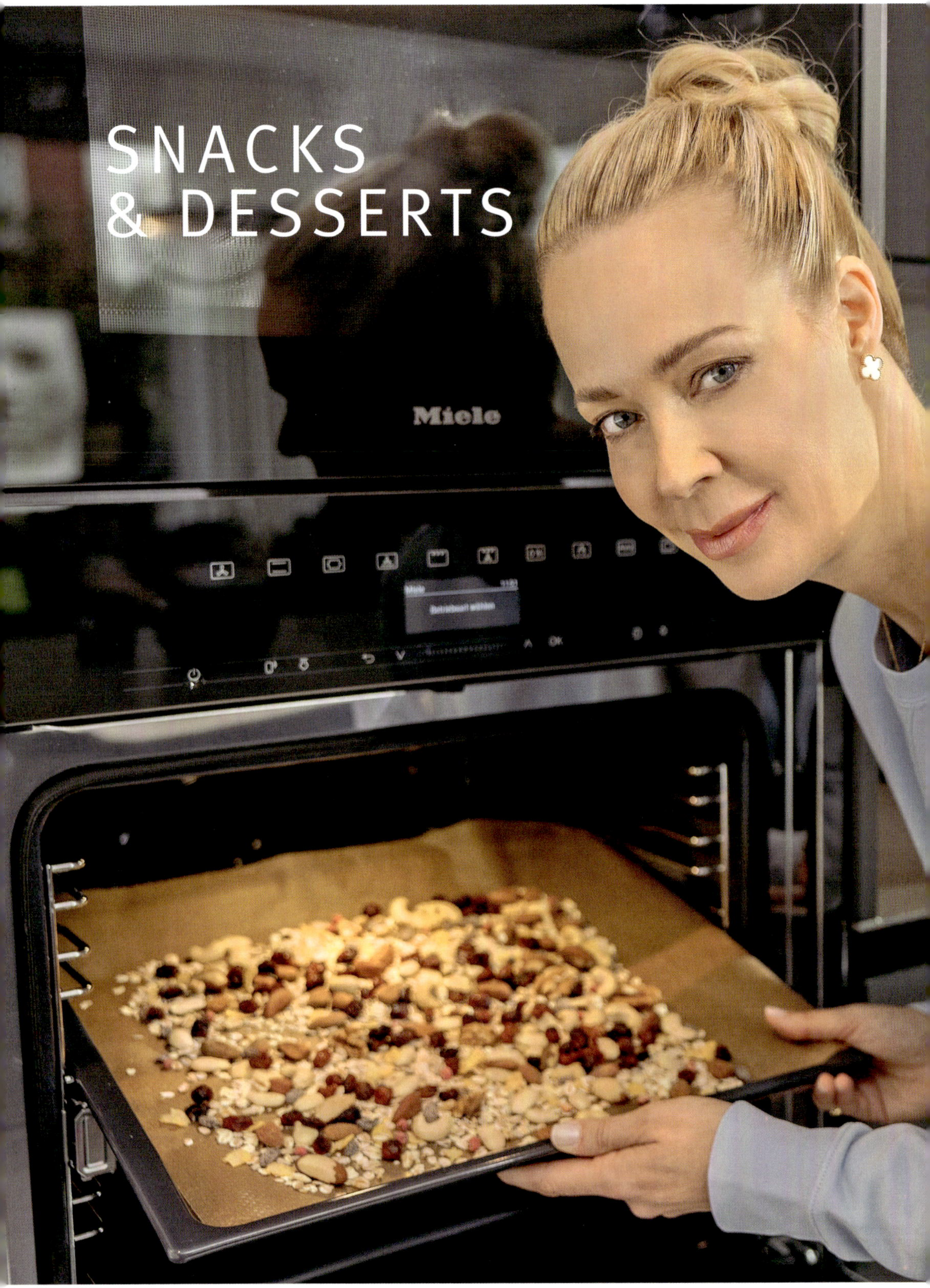

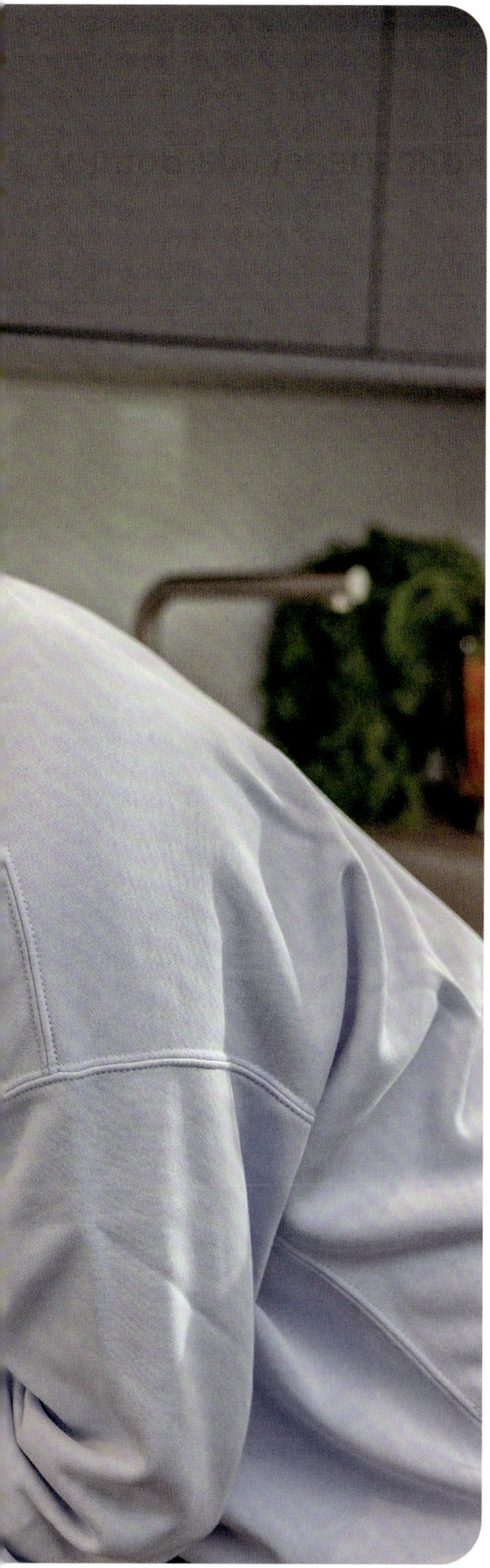

Süße Speisen sind seit der Kindheit meine Leibgerichte. Vor allem nach einer herzhaften Hauptmahlzeit genieße ich die Süße von frischem Obst. Snacks und Desserts schmecken übrigens viel intensiver, natürlicher und einfach besser ohne Haushaltszucker und industrielle Zusatzstoffe. Wann dir nach »süß« zumute ist, entscheidest du allein. Auch für unterwegs sind Rezeptideen dabei, damit die Heißhungerattacke keine Chance hat.

Honigsüßes Apfelmus

glutenfrei, Meal Prep
Für ca. 700 g
20 Min.

5 Äpfel (ca. 800 g, z. B. Boskoop oder Cox Orange) • ½ TL Ceylon-Zimt • 100 ml Wasser • Saft von ½ Zitrone • 1 Prise Muskat • 1 EL Honig

- Äpfel schälen, entkernen und in Stücke schneiden. Mit Zimt und Wasser in einem Topf zum Kochen bringen und 10 Min. bei mittlerer Hitze köcheln lassen.

- Zitronensaft und Muskat hinzugeben und weitere 5 Min. köcheln lassen. Honig dazu, alles pürieren und abkühlen lassen.

Das passt dazu: Rustikale Kartoffelrösti (Seite 118), Basische Pancakes (Seite 96)

Kokosriegel à la Bounty

vegan, glutenfrei, Meal Prep
Für ca. 10 Riegel
25 Min. + 1 Std. Kühlzeit

200 g Kokosflocken • 300 ml Kokosmilch (60 % Kokosanteil) • 5 EL Ahornsirup • 100 g Kakaobutter • 4 EL Rohkakao

- Kokosflocken mit Kokosmilch und 2 EL Ahornsirup verrühren. Aus der Masse mit den Händen kleine Riegel formen und auf ein mit Backpapier belegtes Backblech geben. Für ca. 1 Std. in den Kühlschrank stellen (oder für 10–15 Min. ins Gefrierfach).

- In der Zwischenzeit Schokosauce zubereiten: Kakaobutter im Wasserbad erwärmen, Rohkakao einrühren und 3 EL Ahornsirup dazugeben. Gut vermengen.

- Kokosriegel in Schokosauce tauchen und trocknen lassen. Die Kokos-Schoko-Riegel halten sich ca. 5 Tage im Kühlschrank.

Kokos-Limette-Cubes

vegan, glutenfrei
Für ca. 30 Cubes
10 Min. + 2½ Std. Kühlzeit

Saft von ½ Limette • 50 g Kokosjoghurt • 50 g Kokosmilch (60 % Kokosanteil) • 30 g heller Reissirup • 1 Handvoll Minzblätter

- Limettensaft mit Kokosjoghurt, -milch, und Reissirup gut vermengen oder im Mixer pürieren. Minze klein schneiden und unter die Creme rühren.

- Die Masse in Eiswürfelformen füllen und für ca. 2½ Std. ins Gefrierfach stellen.

Mango-Blaubeer-Cubes

vegan, glutenfrei
Für ca. 30 Cubes
10 Min. + 2½ Std. Kühlzeit

50 g Kokosjoghurt • 50 g Kokosmilch (60 % Kokosanteil) • 20 g Mangopüree oder -mark • 30 g heller Reissirup • 1 Handvoll Blaubeeren

- Kokosjoghurt, -milch, Mangopüree, Blaubeeren und Reissirup gut vermengen oder in einem Mixer pürieren. Die Masse in Eiswürfelformen füllen und für ca. 2½ Std. ins Gefrierfach stellen. Vor dem Verzehr ganz kurz bei Zimmertemperatur stehen lassen. Dann entfalten sich die fruchtigen Geschmäcker noch mehr.

Fixes Fudge

vegan, glutenfrei
Für ca. 200 g
5 Min. + 30 Min. Kühlzeit

1 EL Kokosöl • 150 g zuckerfreies Cashewmus • 3 EL Ahornsirup • ½ TL Ceylon-Zimt • 1 Prise Salz • 1 EL Cashewkerne

- Das Öl in einem Topf kurz erwärmen, Cashewmus und alle weiteren Zutaten bis auf Cashewkerne hinzugeben. Alles gut miteinander vermengen. Cashews schön klein hacken und die Stückchen unter die Masse rühren.

- Eine kleine Ofenform mit Backpapier auslegen und die Cashewmasse darin verteilen. Das Ganze für 30 Min. im Gefrierfach kalt stellen und nach Belieben Stückchen rausschneiden oder -brechen. Das Aroma entfaltet sich besonders gut, wenn das Fudge leicht antaut.

Doc Diessners Tipp

Cashews gibt's von der Bio-Marke Dennree zu günstigen Preisen. Cashewbruch ist meistens sogar noch etwas günstiger und gerade für dieses Rezept prima geeignet.

Rote Grütze

Meal Prep
Für 4 Personen
10 Min. + Kühlzeit

500 g frischer Beeren-Mix (Himbeeren, Johannisbeeren, Blaubeeren) • 200 g Kirschen (entsteint, aus dem Glas) • 250 ml Kirschsaft • 1 TL Zitronenabrieb • 1 EL Honig • 2 Zimtstangen • 2 EL Speisestärke

- Beeren mit den Kirschen in eine Schüssel geben. In einem Topf Kirschsaft, Zitronenschale, Honig und Zimtstangen bei mittlerer Hitze 7 Min. köcheln. Speisestärke mit etwas kaltem Wasser anrühren und damit die Flüssigkeit binden.

- Anschließend den Sud abseihen und über Beeren und Kirschen geben. Vorsichtig unterheben. Die Schüssel mit Folie abdecken und in den Kühlschrank stellen. Rote Grütze genießen, sobald diese kalt und fester geworden ist.

Das passt dazu: Basische Pancakes (Seite 96)

» Rote Grütze

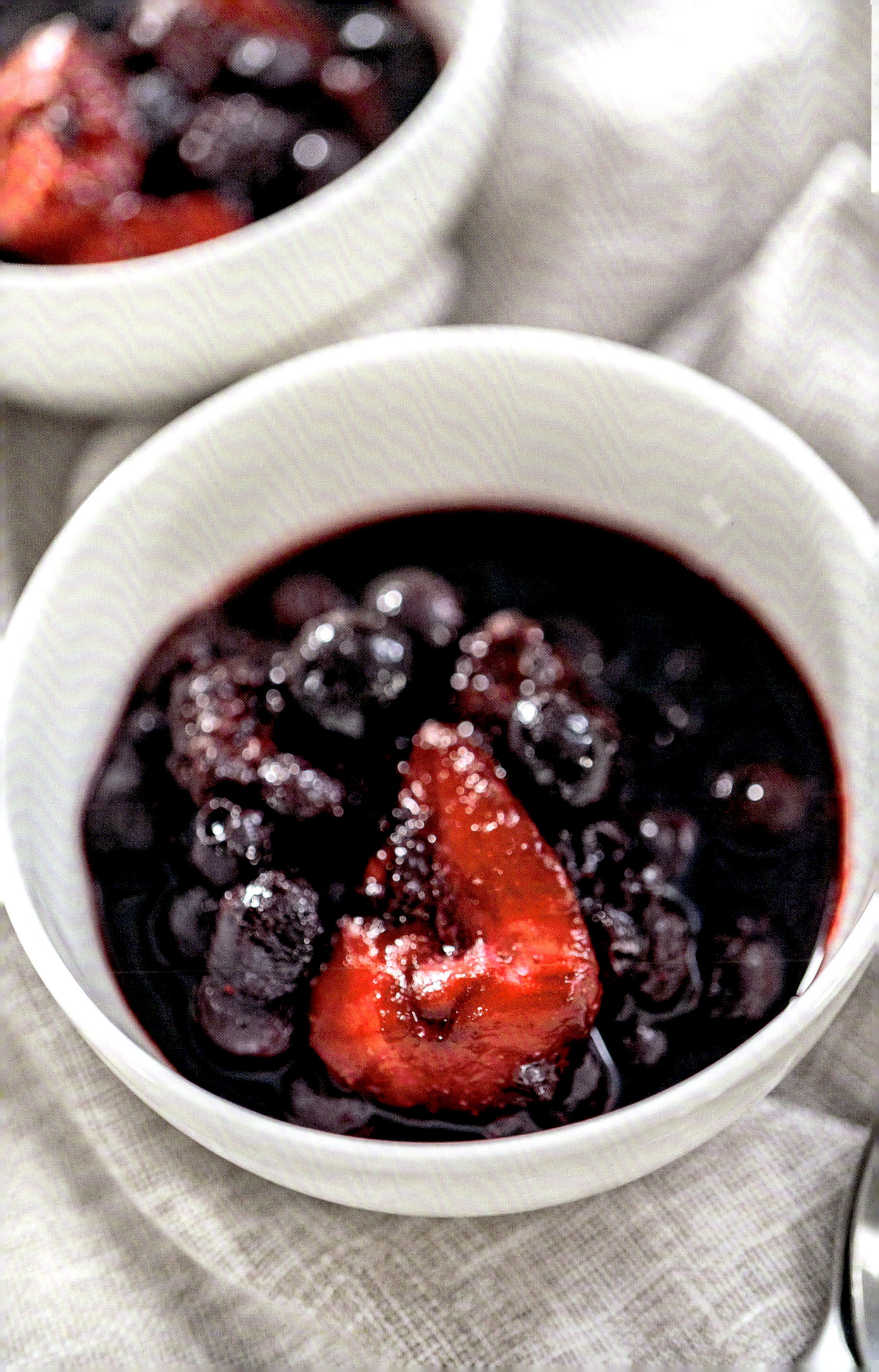

Sweet roasted Nuts

vegan, glutenfrei

Für ca. 350 g

5 Min. + 20 Min. Backzeit

300 g Nuss-Kern-Mischung (Cashews, Haselnüsse, Walnüsse, Mandeln) • 2 EL Ahornsirup • 1 TL Ceylon-Zimt • 1 Handvoll Cranberrys

- Den Backofen auf 180 Grad Umluft vorheizen. Alles bis auf die Cranberrys in einer Auflaufform miteinander vermischen und im Ofen 20 Min. rösten. Regelmäßig kontrollieren, Nüsse und Kerne wenden und etwas hin- und herschieben. So werden sie gleichmäßig braun.

- Die fertigen Nüsse abkühlen lassen und dann die Cranberrys untermengen.

Warme Schoko-Beeren-Bowl

vegan

Für 1 Person

10 Min. + 20 Min. Backzeit

30 g Haferflocken • 10 g Kokosraspel • 10 g Kokosmehl • 1 TL stark entöltes Kakaopulver • 1 Prise Salz • 40 ml Kokosmilch (60 % Kokosanteil) • 2 TL Kokosöl • 1½ TL Agavendicksaft • 150 g Beeren-Mix (frisch oder TK) • 1 EL Kokoschips • 1 EL Kokosjoghurt

- Haferflocken, Kokosraspel und -mehl, Kakopulver und Salz gut vermengen. Kokosmilch, 1 TL Kokosöl und Agavendicksaft hinzugeben und alles zu einem Teig verkneten.

- Eine ofenfeste Schale mit dem restlichen Kokosöl einfetten und den Backofen auf 180 Grad vorheizen. Zuerst die Beeren (ein paar zurückbehalten) in die Bowl geben, dann den Teig in unterschiedlich großen Stücken locker darüberstreuseln. Nicht festdrücken. Die restlichen Beeren darübergeben und die Bowl in den Ofen stellen. 20 Min. backen. Mit Kokoschips und Kokosjoghurt garnieren.

Köstliches Pfannenobst

vegan, glutenfrei

Für 3 Personen

15 Min.

1 Pfirsich • 1 Aprikose • 1 Nektarine • 1 Handvoll Kirschen • 150 g Papaya • 1 Vanilleschote • 1 EL Kokosöl • 1 EL Honig • 1 Zweig Rosmarin • 300 g Pflanzenjoghurt

- Obst entsteinen, Pfirsich zusätzlich häuten, Papaya schälen. Alles in mundgerechte Stücke schneiden. Vanilleschote längst halbieren und mit Kokosöl, Honig und Rosmarinzweig in einer Pfanne langsam erhitzen.

- Die Obststücke hinzugeben, karamellisieren und unter vorsichtigem Umrühren 3 Min. schmoren lassen. Vanilleschote und Rosmarinzweig entfernen, Pfannenobst mit Pflanzenjoghurt servieren.

Doc Diessners Tipp

Versuche, das Mark aus der Vanilleschote herauszukratzen. Rühre es dann kräftig unter den Joghurt, bevor du das Obst damit toppst.

Gebratene Honig-Banane

glutenfrei

Für 2 Personen

15 Min.

2 Bananen • 2 TL Zitronensaft • 1 Prise Ceylon-Zimt • 1 TL Kokosöl • 2 TL flüssiger Honig • 2 EL Mandelblättchen • 200 g Pflanzenjoghurt (mein Tipp: Haferjoghurt)

- Geschälte Bananen längs halbieren. Auf die Schnittfläche je einer Hälfte Zitronensaft tröpfeln, die andere mit Zimt bestäuben.

- Kokosöl in einer Pfanne erwärmen und die Bananenhälften mit den Schnittflächen nach unten darin bei mittlerer Hitze ca. 5 Min. anbraten, bis sie leicht karamellisieren. Wenden und erneut anbräunen lassen.

- Die gebratenen Bananen auf Tellern anrichten, mit flüssigem Honig übergießen, Mandelblättchen darüberstreuen und mit dem Joghurt servieren. Schmeckt besonders gut, wenn die Bananen noch warm sind.

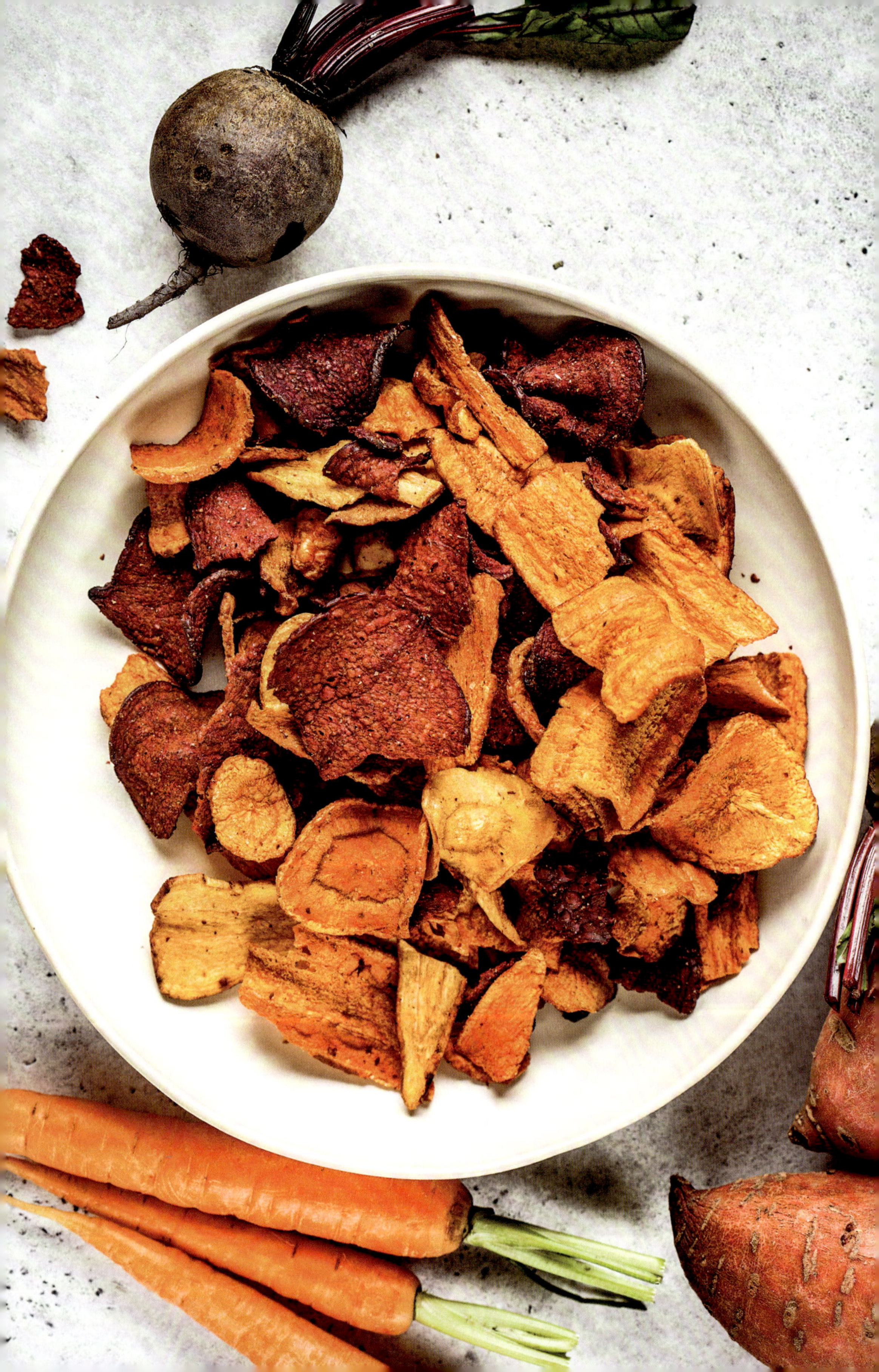

Gemüsechips

vegan, glutenfrei
Für 2 Personen
15 Min. + 20 Min. Backzeit

- 100 g Rote Bete
- 100 g Kartoffeln
- 100 g Karotte
- 1 TL Kokosöl
- 1 EL getr. Thymian
- 1 TL Paprikapulver oder Harissa
- Salz & Pfeffer

● Den Backofen auf 220 Grad vorheizen. Rote Bete schälen (beim restlichen Gemüse geht es mit und ohne Schale). Alles in sehr dünne gleichmäßige Scheiben schneiden.

● Kokosöl schmelzen und zusammen mit Thymian und Gewürzen in eine Schüssel geben. Wer es schärfer mag, nimmt Harissa anstelle von Paprikapulver. Das Gemüse in die Schüssel geben, alles gut miteinander vermengen und anschließend auf einem mit Backpapier ausgelegten Backblech verteilen. Wichtig ist, dass sich die Gemüsescheiben nicht überlagern.

● Für 10 Min. in den Ofen schieben. Das Gemüse wenden und weitere 5 Min. backen. Kontrollieren: Sind die Chips für dich kross genug, nimmst du sie heraus. Wenn sie noch etwas Hitze vertragen, lasse sie weitere 5 Min. im Ofen, behalte sie aber im Auge, damit sie nicht verbrennen.

« Gemüsechips

Rezeptregister

Stichwortregister

Liebe Leserin, lieber Leser,

hat Ihnen dieses Buch weitergeholfen? Für Anregungen, Kritik, aber auch für Lob sind wir offen.
So können wir in Zukunft noch besser auf Ihre Wünsche eingehen.
Schreiben Sie uns, denn Ihre Meinung zählt!

Ihr TRIAS Verlag

https://kundenservice.thieme.de | Lektorat TRIAS Verlag, Postfach 30 05 04, 70445 Stuttgart

/trias.tut.mir.gut /trias_verlag /triasverlag www.trias-verlag.de/newsletter

Quellen der Stockfotos von stock.adobe.com

S. 26 Grafik: © crevis/stock.adobe.com (oben) und © Double Brain / stock.adobe.com (unten); Composed & edited by Thieme

S. 95: © vaaseenaa/stock.adobe.com

S. 105: © CHZU/stock.adobe.com

S. 108: © Надія Коваль/stock.adobe.com

S. 113: © Africa Studio/stock.adobe.com

S. 117: © Maria/stock.adobe.com

S. 120: © vaaseenaa/stock.adobe.com

S. 125: © juefraphoto/stock.adobe.com

S. 129: © ld1976/stock.adobe.com

S. 132: © nerudol/stock.adobe.com

S. 139: © Татьяна Медведцкая/stock.adobe.com

S. 144: © Sea Wave/stock.adobe.com

S. 153: © arinahabich/stock.adobe.com

S. 156: © vaaseenaa/stock.adobe.com

Unsere Umwelt ist uns wichtig!
Papier aus nachhaltigen und kontrollierten Quellen
Druck in Deutschland mit kurzen Lieferwegen
Druckereien mit hohen Ansprüchen an Ökologie

Bibliografische Information der Deutschen Nationalbibliothek
Die Deutsche Nationalbibliothek verzeichnet diese Publikation in der Deutschen Nationalbibliografie; detaillierte bibliografische Daten sind im Internet über http://dnb.d-nb.de abrufbar.

Programmplanung: Uta Spieldiener
Projektmanagement: Elisa Salemi
Redaktion: Franziska Sorgenfrei
Bildredaktion: Christoph Frick, Marie Crämer
Covergestaltung: © Thieme
Layout: CYCLUS · Visuelle Kommunikation, Stuttgart

Bildnachweis
Covermotiv: © sveta_zarzamora/stock.adobe.com;
Autorinnenbild auf Cover: Tom Kohler Photography
Autorinnenfotos S. 3 und im Innenteil: © S. Schneider/Thieme
Inhalt:
Quellen der Interview-Bilder S. 41: S. Kostantinidis; S. 54: Ingrid Damson
Foodfotos: S. 143: © A. Schütz/Thieme; S. 8/9, 31, 20: © M. Bergmann/Thieme; S. 75: © S. Bütow/Thieme; S. 34, 63, 79, 98: © A. Rogge & J. Jankovic/Thieme
Zeichnungen: Christine Lackner, Ittlingen
Weitere Fotos: stock.adobe.com
(ausführliches Quellenverzeichnis auf S. 163)
Die abgebildeten Personen haben in keiner Weise etwas mit der Krankheit zu tun.

1. Auflage 2024

© 2024. Thieme. All rights reserved.
TRIAS Verlag in Georg Thieme Verlag KG
Rüdigerstraße 14, 70469 Stuttgart, Germany
www.trias-verlag.de

Printed in Germany

Satz: Reemers Publishing Services GmbH, Krefeld
Druck: Westermann Druck Zwickau GmbH, Zwickau

Gedruckt auf chlorfrei gebleichtem Papier

ISBN 978-3-432-11811-6

Auch erhältlich als E-Book:
eISBN (ePub) 978-3-432-11812-3

4 5 6

Wichtiger Hinweis: Wie jede Wissenschaft ist die Medizin ständigen Entwicklungen unterworfen. Forschung und klinische Erfahrung erweitern unsere Erkenntnisse. Ganz besonders gilt das für die Behandlung und die medikamentöse Therapie. Bei allen in diesem Werk erwähnten Dosierungen oder Applikationen, bei Rezepten und Übungsanleitungen, bei Empfehlungen und Tipps dürfen Sie darauf vertrauen: Autoren, Herausgeber und Verlag haben große Sorgfalt darauf verwandt, dass diese Angaben dem Wissensstand bei Fertigstellung des Werkes entsprechen. Rezepte werden gekocht und ausprobiert. Übungen und Übungsreihen haben sich in der Praxis erfolgreich bewährt.

Eine Garantie kann jedoch nicht übernommen werden. Eine Haftung des Autors, des Verlags oder seiner Beauftragten für Personen-, Sach- oder Vermögensschäden ist ausgeschlossen.

Marken, geschäftliche Bezeichnungen oder Handelsnamen werden nicht in jedem Fall besonders kenntlich gemacht. Aus dem Fehlen eines solchen Hinweises kann nicht geschlossen werden, dass es sich um einen freien Handelsnamen handelt.

Thieme Publikationen streben nach einer fachlich korrekten und unmissverständlichen Sprache. Dabei lehnt Thieme jeden Sprachgebrauch ab, der Menschen beleidigt oder diskriminiert, beispielsweise aufgrund einer Herkunft, Behinderung oder eines Geschlechts. Thieme wendet sich zudem gleichermaßen an Menschen jeder Geschlechtsidentität. Die Thieme Rechtschreibkonvention nennt Autor*innen mittlerweile konkrete Beispiele, wie sie alle Lesenden gleichberechtigt ansprechen können. Die Ansprache aller Menschen ist ausdrücklich auch dort intendiert, wo im Text (etwa aus Gründen der Leseleichtigkeit, des Text-Umfangs oder des situativen Stil-Empfindens) z.B. nur ein generisches Maskulinum verwendet wird.

Datenschutz
Wo datenschutzrechtlich erforderlich, wurden die Namen und weitere Daten von Personen redaktionell verändert (Tarnnamen). Dies ist grundsätzlich der Fall bei Patient*innen, ihren Angehörigen und Freund*innen, z.T. auch bei weiteren Personen, die z.B. in die Behandlung von Patient*innen eingebunden sind.

TRIAS, einer der führenden Ratgeberverlage im Bereich Gesundheit, gehört zur Thieme Gruppe, marktführender Anbieter medizinischer Fachinformationen und Services. Anspruch der Thieme Gruppe ist es, den im Gesundheitswesen tätigen Berufsgruppen sowie allen an Gesundheit Interessierten genau die Informationen und Angebote bereitzustellen, die sie in einer bestimmten Arbeitssituation oder Lebensphase benötigen. Durch die hohe Qualität und zielgruppenspezifische Relevanz der angebotenen Leistungen bereitet Thieme den Weg für eine bessere Medizin und mehr Gesundheit im Leben.

Thieme